Romana **Lorenz-Zapf** et Holger **Zapf**

Préface de Bryan **Kest**

arentalité heureuse

Mon yoga postgrossesse

10 séries d'exercices pour retrouver la **forme** et renforcer son **périnée**

Traduction de Catherine **Thély**

jouvence
EDITIONS

Dans la même collection aux Éditions Jouvence :

Acroyoga avec mon enfant, Julien Levy
J'ai confiance en toi, Soline Bourdeverre-Veyssiere
Ma grossesse feng shui, Caroline David Keskin
Je t'attends : ma préparation à la naissance en conscience, Valériane Gosset et Céline Laloux
Infertilité : mon guide vers l'espoir, Déborah Schouhmann-Antonio
30 activités théâtrales pour l'épanouissement des enfants, Marie Poulhalec
60 exercices ludiques de respiration pour mon enfant, Catherine Blondiau
La famille s'agrandit, Catherine Dumonteil-Kremer
Mon enfant médite en pleine conscience, Ilios Kotsou et Candice Marro

Catalogue gratuit sur simple demande

ÉDITIONS JOUVENCE
France : BP 90107 – 74161 Saint-Julien-en-Genevois Cedex
Suisse : Route de Florissant, 97 – 1206 Genève
Site Internet : **www.editions-jouvence.com**
Mail : info@editions-jouvence.com

Titre original : YOGA NACH DER SCHWANGERSCHAFT by Romana Lorenz-Zapf and Holger Zapf

ISBN : 978-2-88953-232-2

Couverture : Éditions Jouvence
Maquette : Frank Pitel [grad-design.fr]
Mise en pages : iørem ipsum
Traduction de l'allemand par Catherine Thély
Photo de couverture : AbodeStock.com : ©Iryna.
Photos intérieures : Joyce Abraham, Wiesbaden.
À l'exception de pp. 22 et 61 : Südwest Verlag – Emely ; pp. 86-87 : Kammerer Bettina ; Adobe Stock : p. 14 (© Trendsetter), p. 18 (© Iryna), p. 69 (© BestForYou), p. 72 (© famveldman), p. 76 (© fizkes), p. 77 (© Syda productions), p. 80 (© Jerome Cronenberger), p. 83 (© Flamingo Images), p. 84 (© Studio Romantic), p. 97 (© reineg), p. 103 (© Africa Studio), p. 104 (© pololia), p. 121 (© Elroi).

Sommaire

Préface

C'est un vrai bonheur de savoir qu'on assiste enfin à la sortie d'un ouvrage consacré au yoga postnatal. En tant que père de quatre enfants, j'ai eu le privilège de suivre l'aventure que sont la grossesse et l'accouchement, et je sais à quel point les exercices de rééducation postnatale sont importants. Certes, les exercices destinés à accompagner la grossesse sont indispensables ; mais pour la maman et son entourage, ceux qui permettent de récupérer après l'accouchement le sont tout autant, voire davantage encore.

La femme enceinte doit adapter sa pratique du yoga aux besoins d'un corps qui n'arrête pas de se modifier au fil des mois. Une fois qu'elle a accouché, elle doit se faire à son nouvel état : elle doit tenir compte de la transformation de ses hanches et de l'état de faiblesse de son périnée pour pratiquer le yoga. Elle se retrouve avec un corps qui, du jour au lendemain, a cessé de porter un bébé, un corps qui se transforme à nouveau au cours de la rééducation malgré des seins gonflés et souvent très sensibles. Bébé pèse maintenant de tout son poids dans ses bras, et non plus non dans son ventre. Cerise sur le gâteau, elle doit aussi accepter que son corps ne sera plus jamais comme avant.

Mais ce n'est pas tout. La transformation qui affecte le corps après la grossesse n'est rien eu égard au chamboulement psychique qui s'ensuit, lequel peut se traduire par des sautes d'humeur, de l'anxiété, voire des troubles post-partum. Heureusement, la pratique du yoga favorise le retour à l'équilibre et au calme au sein de la famille, ce qui est également extrêmement bénéfique aux tout-petits.

Cela fait maintenant plus de quinze ans que je connais Romana et Holger. Ils savent ce que c'est qu'attendre un enfant et être parents. Leur expérience du yoga repose sur des années d'une pratique assidue, si bien que d'élèves ils sont devenus des professeurs qui enseignent avec passion. Je ne saurais donc trop recommander leur livre, lequel tombe à point nommé. J'ai moi-même eu, au fil du temps, maintes fois l'occasion d'accompagner des dizaines de femmes tout au long de leur grossesse dans le cadre de mes cours de yoga ; je suis témoin de tout le bénéfice qu'elles et leurs familles en ont tiré. C'est pourquoi une méthode de yoga adaptée à cette période postaccouchement représente une grande avancée. Que Romana et Holger en soient les auteurs est pour moi une source supplémentaire de réjouissance : ce sont deux êtres on ne peut plus qualifiés pour mener à bien cette tâche.

Bryan **Kest**
Professeur de yoga,
fondateur du Santa Monica Power Yoga

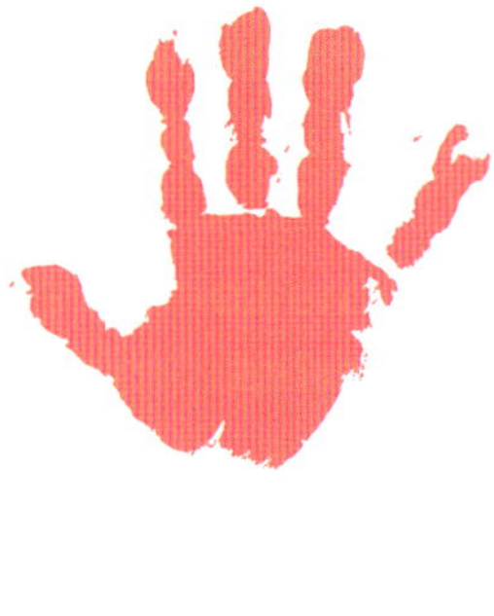

En quoi ce livre peut-il m'être utile ?

Bien souvent surgit la question : « En quoi aurais-je besoin de yoga postnatal ? J'ai déjà fait ma rééducation auprès d'une sage-femme ! » Ce à quoi nous répondons : parce que lors de vos séances de rééducation, vous avez probablement passé la moitié du temps à allaiter votre bébé ou à le bercer. Ce constat est bien souvent accueilli par un hochement de tête entendu.

Parlons de vous et de vos petites misères, entre autres de vos douleurs dorsales, de votre fatigue récurrente, voire de l'épuisement qui est peut-être le vôtre. À moins que vous n'ayez remarqué combien vous êtes encore lasse, bien que votre accouchement ne soit pas tout récent, vous vous sentez peut-être aussi stressée. Si ces lignes vous interpellent, **il est grand temps de prêter attention à votre périnée et de penser à vous détendre**. Et cela, indépendamment de votre participation ou non à des séances de rééducation, même ces dernières ne vont pas forcément de soi. Certes, nombreuses sont les mamans à assister avec assiduité aux séances suite à l'arrivée du premier-né, mais une fois qu'elles ont mis au monde un deuxième, un troisième voire un quatrième enfant, nombre d'entre elles finissent par y renoncer, faute de temps tout simplement. Et rares sont celles qui, après avoir participé aux séances, parviennent à faire à la maison les exercices que la sage-femme leur a recommandés. Si j'en parle, c'est en toute connaissance de cause [1].

1. Au cours de votre lecture, vous allez constater que parfois, le mode de narration passe du je au nous. Il faut savoir que la plus grande partie de ce livre a été rédigée à quatre mains ; comme nous avons l'un et l'autre nos propres domaines de prédilection et nos propres expériences, cela nous rend très complémentaires dans notre enseignement du yoga. Par contre, seule une femme est en mesure de vivre et de ressentir dans sa chair certaines expériences comme l'accouchement et la maternité. Quand j'aborde ces domaines, je le fais en mon nom, avec ma sensibilité de femme.

Les suites d'un accouchement peuvent se manifester à tout moment et dans n'importe quelle situation. Vous avez par exemple cédé à la demande de votre bout de chou de quatre ans pour faire une séance de trampoline avec lui. Or, en plein saut, vous vous rendez compte que vous avez une petite fuite. Autre exemple : un bon éternuement suffit à vous faire remarquer que vos muscles du bassin ne travaillent plus comme avant. Ou bien vous aimeriez faire davantage d'activités avec votre enfant, mais vous renoncez parce que vous avez deux de tension, de toute façon, vous ne vous sentez pas vraiment en forme. Au début, vous imputez ce problème au manque de sommeil, mais quand le tonus que vous aviez l'habitude d'avoir est toujours en berne au bout de plusieurs mois, vous êtes nombreuses à vous demander ce qui cloche.

Peu importe la nature des symptômes qui vous affectent, tels que fuites urinaires, douleurs dorsales, perte d'énergie ou crise identitaire : la plupart de ces problèmes sont liés à l'état de votre périnée car il n'a pas retrouvé son tonus d'origine. Or, l'état du périnée affecte **l'ensemble de notre être sur les plans physique, psychique et énergétique.**

Les bienfaits du yoga après une grossesse

Le corps, et le périnée en particulier, est extrêmement sollicité au cours de la grossesse et de l'accouchement, s'ensuivent alors des contractures dues aux postures et gestes qui le déséquilibrent chaque fois qu'il faut porter l'enfant, l'allaiter et changer ses couches. Ajoutons à cela le chamboulement hormonal qui met notamment les nerfs à rude épreuve. Des séances de rééducation sur six ou dix semaines sont loin d'être suffisantes pour retrouver sa forme d'avant sur la durée. Cela dit, renforcer votre musculature vous demandera sans doute moins d'efforts que vous ne l'imaginez. Ce *Yoga postgrossesse* peut vous être d'un précieux soutien, indépendamment de la longueur des exercices. **Le yoga doit être synonyme de plaisir et vous permettre de retrouver force et énergie**, de façon à ce que vous puissiez vous réapproprier votre vie. Il ne doit en aucun cas provoquer un stress supplémentaire. De même, vos exercices ne sauraient être inscrits dans le bas d'une *to-do-list*, entre la lessive et le ménage. Le **yoga** est source d'enrichissement personnel, il est **votre allié**, telle une amie qui vous rend visite tous les jours et que vous êtes chaque fois impatiente de retrouver.

Notre méthode de *Yoga postgrossesse* consiste en séries **d'exercices courts élaborés en fonction de vos besoins**, auxquels viennent s'ajouter des astuces propices à la relaxation mentale. Cette méthode va vous apprendre à **chouchouter votre périnée** et à retrouver un corps tonique et souple. Une pratique régulière vous aidera à vous sentir plus détendue et à recouvrer la sérénité nécessaire pour faire face aux exigences des nouvelles tâches liées à une naissance.

Et même si vous n'avez jamais fait de yoga, ne vous inquiétez pas, vous tenez en main un livre qui vous facilitera la tâche pour intégrer les exercices à votre quotidien.

Toutes les thématiques que nous aborderons avec vous – y compris les exercices, conseils et autres bonnes idées – reflètent ce que nous avons vécu à titre personnel. Tout cela est aussi le fruit de nos échanges avec les centaines de femmes qui ont assisté à nos cours. Nous sommes les premiers convaincus que si vous les pratiquez régulièrement, ces exercices et principes vous aideront à **vous réapproprier votre corps** et à **savourer la maternité en toute sérénité**. Au fur et à mesure que vous allez faire le plein d'énergie, cela rejaillira sur tous les domaines de votre vie : vous serez nettement plus disponible pour votre famille et pour vous-même.

Autre merveille : la pratique du yoga permet non seulement de retrouver tonus et vitalité, mais aussi de mettre en relation esprit et corps, ce qui favorise **l'équilibre sur les deux plans, extérieur et intérieur**. Voilà pourquoi vous trouverez dans ce livre, en plus des différents exercices de yoga, des techniques de concentration, ainsi que des méditations et autres principes propices à vous défaire de certains réflexes mentaux. Ceci n'est pas une invitation à pratiquer la pensée positive proprement dite, mais à poser un regard neuf sur ce qui est. Il y a en effet fort à parier que si vous ne vous sentez pas vraiment en forme ni détendue, cela n'est pas uniquement lié à votre condition physique, vos pensées y contribuent elles aussi.

Déroulé du livre

Dans le premier chapitre, vous allez découvrir ce qu'est le yoga et dans quelle mesure cette discipline permet de lier le corps et l'esprit. Vous apprendrez aussi quel phénomène énergétique se produit dans votre corps lors d'une naissance et pourquoi les mamans sont en proie à une telle fatigue après l'arrivée de Bébé. Vous serez à même de comprendre le rapport de tous ces éléments avec le périnée et comment faire pour **améliorer votre niveau d'énergie en toute autonomie**. À cet égard, les participantes à nos ateliers postnataux ne cachent pas leur étonnement quand elles constatent à quel point les bienfaits de la rééducation rejaillissent à la fois sur leur énergie et leur qualité de vie au quotidien, dans leur cercle familial. Vous allez également prendre toute la mesure de l'**influence exercée par les hormones sur votre organisme**, ce qui vous permettra de poser un regard neuf et plus détendu sur ce qui vous chamboule.

Dans le deuxième chapitre, vous saurez tout du **périnée** ! Comment il fonctionne et où il se situe exactement ; vous apprendrez à percevoir chacun de ses trois plans musculaires. Holger, qui est aussi coach sportif et expert en anatomie, a une excellente connaissance de ce que nous estimons être **le muscle le plus important du corps humain**. Il n'a pas son pareil pour en parler dans ses ateliers sur l'anatomie ; la preuve, n'importe quelle participante réfractaire à cette discipline finit par réussir à localiser son périnée. Dans ce chapitre, vous trouverez également nombre d'astuces pour intégrer à votre quotidien des exercices de perception simples mais essentiels. Vous serez en mesure de les faire, malgré des nuits blanches et un tonus en berne, quand même le temps de prendre une simple douche relève du défi.

Dans le troisième chapitre, vous avez à votre disposition dix séries d'exercices ciblés. Chacune de ces séries contient cinq exercices de yoga postgrossesse. Ces derniers vous permettront de travailler à votre rééducation. Avec ou sans Bébé et à votre rythme, vous allez vivre un vrai miracle. Au fur et à mesure que vous vous rechargerez en énergie et gagnerez en qualité de sommeil et en force, vous vous sentirez aussi d'humeur plus sereine.

Vous qui tenez ce livre en main, ne vous contentez pas de le ranger dans un coin une fois que vous l'aurez parcouru. Utilisez-le. Testez tout ce qui vous interpelle à titre personnel. Imaginez que vous êtes devant un buffet bien garni et que vous picorez tout ce qui vous tente. Vous pourrez toujours y revenir plus tard pour goûter à autre chose, c'est vous qui décidez.

Tous nos vœux vous accompagnent pour retrouver énergie, force, sérénité ainsi qu'un sommeil réparateur.

Chaleureusement,

Romana & Holger **Zapf**

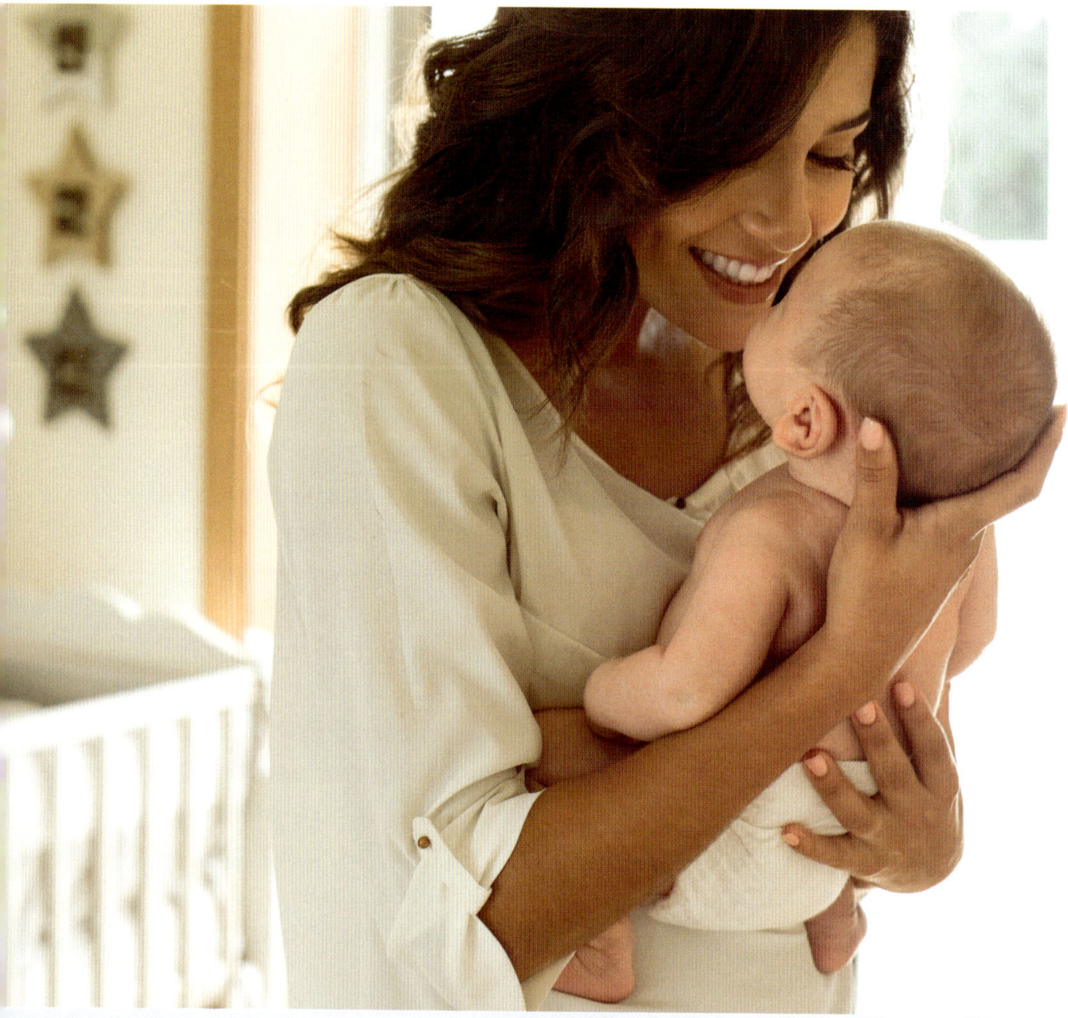

1

Un yoga pour une période particulière dans la vie d'une femme

1. Le yoga, une voie à part

Beaucoup de livres se focalisent sur le chemin d'apprentissage qu'est le yoga. Selon les enseignements du grand sage Patanjali, cette voie consiste en un parcours qui comporte huit étapes. Elle va de pair avec une **hygiène de vie saine** et requiert, entre autres, la pratique du **yoga** et de la **méditation**. Les étapes ne doivent pas être considérées comme des marches à gravir l'une après l'autre, mais comme un chemin qui se fond dans ce que l'on appelle « l'unité ». Quand on commence à s'ouvrir à une étape, on éclôt à un monde nouveau, on pose dessus un regard neuf, y compris sur la vie, sur les autres et sur soi… C'est très bien, mais il y a mieux encore : **le yoga est une source inépuisable d'enrichissement personnel.** Je suis bien placée pour savoir à quel point il est difficile, pour la mère d'un nouveau-né, d'avoir ne serait-ce que vingt minutes pour s'occuper un peu d'elle-même, cela peut même se transformer en défi. Or un parcours en huit étapes, voilà qui *a priori* peut sembler décourageant. Rassurez-vous, loin de nous l'idée que vous êtes là pour tout savoir ou tout assimiler. En revanche, nous sommes d'avis qu'il est important de comprendre ceci : le yoga a une portée nettement plus vaste que ne le font croire les exercices proposés par les magazines en vogue. Accéder à ce savoir peut se révéler éminemment utile pour gérer son quotidien avec un ou plusieurs enfants, de façon plus sereine et détendue.

Qu'est-ce que le yoga ?

Il est communément admis que le terme *yoga* se réfère à des exercices physiques, ce qui, en soi, est juste. Untel s'imaginera par exemple un yogi barbu en train de chanter des « Aum » dans la posture du lotus. Une autre aura en tête la vision de yoginis au physique de liane qui se contorsionnent dans des postures très esthétiques. Tout cela est vrai dans la mesure où, effectivement, cela fait partie du yoga mais c'est à moitié vrai. Le yoga revêt de multiples facettes.

Le yoga est le fruit d'une sagesse qui s'est façonnée au cours des siècles et il a bien davantage à offrir que des exercices.

Lorsque l'on ne sait pas grand-chose du yoga, mieux vaut prendre son temps pour se familiariser un minimum avec la philosophie qui le caractérise et commencer par ressentir les effets du yoga sur son propre corps. La plupart des cours proposent un yoga exclusivement axé sur les exercices. Là encore, rien à redire : ils sont très enracinants et relèvent du palpable – d'autant que l'on a besoin, dans cette période où tout change après l'accouchement, de stabilité, de l'accès à une prise de terre, de se recharger en énergie. Mais si l'on prend la peine de s'intéresser à la quintessence du yoga, c'est-à-dire, sa philosophie, il est très simple de l'intégrer à son quotidien tout en continuant sa pratique sur le tapis de sol.

Imaginez une carafe contenant le plus délicieux des nectars auquel vous ayez jamais goûté. Sa face externe quant à elle est ornée de motifs extraordinaires. Ce que vous avez sous les yeux représente symboliquement les postures ou *asanas*. Le contenu de la carafe, en revanche, symbolise la philosophie du yoga. Vous pouvez très bien vous abandonner à la contemplation du contenant quand cela vous chante, et vous laisser aller à la dégustation de son divin contenu à votre gré.

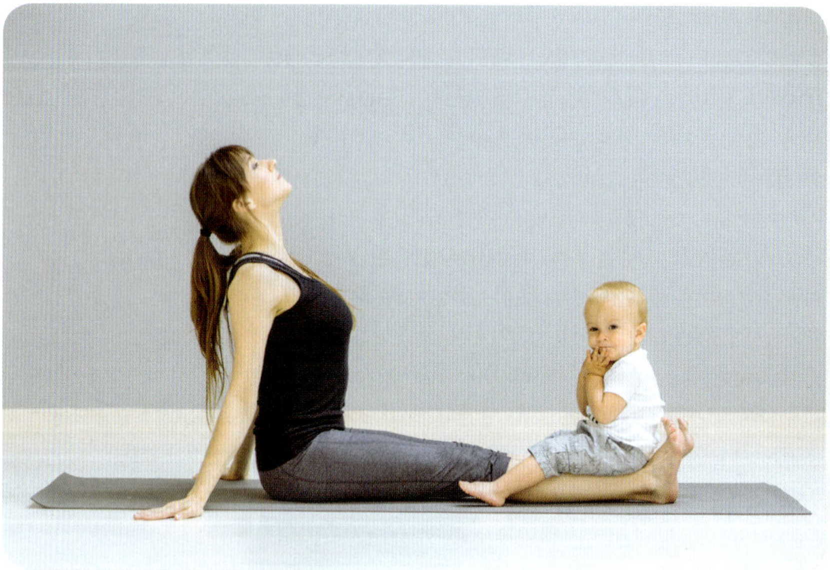

Si les exercices de yoga favorisent l'ancrage et la stabilité, la philosophie du yoga peut aussi être une source d'enrichissement pour toute femme devenue maman.

Les mille et une facettes du yoga sont à votre portée, pour vous faire du bien et vous aider à mieux maîtriser votre vie et votre quotidien. Vous êtes une jeune maman, la pratique du yoga est supposée vous aider et non vous stresser. Qu'est-ce que cela signifie concrètement ? Exemple : si à vos yeux le yoga n'est qu'une discipline sportive dans votre *to-do-list* déjà bien chargée, ce que vous en tirerez ira complètement à l'encontre de ce que vous vouliez obtenir. Loin d'y trouver une source de détente et de paix intérieure, vous risquez de vous en vouloir parce que vous n'aurez pas réussi à intercaler les séances dans votre emploi du temps. Les comparaisons que l'on a tendance à faire à la vue des mannequins des magazines de yoga sont également peu propices au calme intérieur, d'autant plus que c'est une discipline qui est loin de plébisciter le « toujours plus loin, toujours plus haut, toujours plus fort ». Bien au contraire : c'est **une quête d'équilibre**, et donc une affaire purement individuelle. En yoga, il s'agit aussi de **s'accepter tel que l'on est** et d'**aimer ce que l'on est**. À ce sujet, notre professeur Bryan Kest avait coutume de souligner quelque chose d'éminemment important : « Si vous vous creusez la cervelle pour savoir comment faire un exercice correctement, ou si vous avez peur du ridicule en faisant certaines postures, vous ne faites pas du yoga. Faire du yoga, c'est tirer parti de l'exercice à titre personnel pour se centrer sur soi, être à l'écoute de soi. » Pour en revenir à la métaphore de la carafe, cela signifie qu'il ne faut pas se concentrer uniquement sur l'aspect visuel des postures, mais utiliser ces dernières pour avoir accès à leur précieux contenu.

À la longue, nous sommes si absorbés par ce que nous lisons, entendons ou voyons, que nous finissons par perdre le contact avec notre intuition. Or, la pratique du yoga nous permet justement de faire abstraction de tout ce qui nous distrait pour avoir **l'opportunité de renouer avec ce que nous sommes vraiment** et de cultiver cet état d'être. Si vous êtes à l'écoute de votre petite voix, vous savez très bien ce qui est bon pour vous et surtout pour votre bébé. C'est cette aptitude à être à l'écoute qui permet de faire de la pratique du yoga une expérience unique. Ou comment passer de l'instabilité à l'équilibre, de la sensation d'oppression intérieure et de stress à la capacité de croquer la vie.

Pratiquer le yoga, c'est agir en profondeur sur tous les niveaux de notre être et cela peut nous aider à vivre en harmonie avec ce que nous sommes.

Philosophie du yoga : petites astuces pour améliorer son quotidien

Nous avons enrichi le contenu de ce livre avec des **principes tirés de la philosophie du yoga** ; il est émaillé de recommandations et autres aphorismes qui seront vos alliés pour bien gérer le quotidien. Telle est en tout cas notre conception du yoga, lequel est décrit un peu plus haut comme un parcours en huit étapes. Mais il faut aussi savoir que notre état d'esprit fluctue en fonction de la manière dont nous gérons certaines situations – avec sérénité ou dans la crispation. Certains événements provoquent tensions, accès de tristesse ou mouvements d'humeur quand ils sont mal vécus. Mais si nous les accueillons sur un mode différent, ils n'ont plus le pouvoir de nous affecter ou de provoquer un sentiment de désagrément.

Exemple : il vous est certainement déjà arrivé de vous emporter et d'en faire part à une personne de confiance. Laquelle vous a laissé entendre que l'incident en question n'était pas si grave. Explications à l'appui, vous avez fini par voir les choses sous un autre angle et par faire baisser la pression. La philosophie du yoga préconise exactement le même principe.

Quelle que soit la manière dont vous vivez votre maternité, il vous arrive vraisemblablement de vous demander avec angoisse si vous êtes une bonne mère. Il suffit de quelques mots réconfortants d'une amie pour **vous libérer de vos pensées négatives**. Et vous de vous demander subitement pourquoi vous vous êtes fait un tel mouron. En ce qui me concerne, la philosophie du yoga m'a énormément aidée dans mon quotidien de maman. Ainsi, il m'est arrivé d'être à bout par manque de sommeil ; debout depuis quatre heures du matin avec un bébé tout le temps affamé qui n'arrêtait pas de s'agiter, j'avais besoin du réconfort du papa sans pouvoir l'obtenir. Auquel cas, je me reprenais pour appliquer le principe de Patanjali selon lequel il ne faut point juger, sachant que le jugement génère de la souffrance. Donc, au lieu de m'en prendre à Holger en l'accusant de ne pas me comprendre, je me suis demandé ce qui me ferait du bien dans cette situation, et je lui en ai fait part. Et lorsque je lui ai expliqué qu'il fallait impérativement que j'aille me coucher pour dormir, il m'a proposé de revenir plus tôt à la maison. Une solution qui s'est avérée bénéfique pour chacun de nous : cela lui permettait de me donner un coup de main, et moi, j'en profitais pour dormir.

C'est avec ce type d'exemple que nous allons partager nos « conseils de yogi » avec vous. Ces simples suggestions puisées dans la philosophie du yoga vont vous aider à poser un regard différent sur ce que vous traversez, et à **gagner en sérénité et en calme au quotidien**.

> *« Changez vos pensées et vous constaterez que vos conditions de vie vont changer elles aussi. Comme vous êtes seul responsable de vos pensées, vous seul pouvez les changer. »*
>
> *Paramahansa Yogananda*

2. Le yoga, un trait d'union entre le corps et l'esprit

Le corps a besoin d'énergie pour que les organes retrouvent **leur emplacement après l'accouchement**, sans oublier les ressources supplémentaires dans lesquelles il faut puiser quand on manque de sommeil, que l'on allaite tout en prodiguant soins corporels et attention au bébé. Le mental, lui, a besoin de se détendre afin de faire face avec calme et sérénité aux aléas du quotidien. Si, au cours de cette période, les signaux émis par l'âme et le corps restent ignorés, tout ce qui représente une surcharge de travail peut déclencher divers symptômes de surmenage. Malheureusement, nous autres mamans avons tendance à être trop exigeantes envers nous-mêmes en voulant gérer le quotidien de main de maître, comme avant la naissance. Résultat, faute d'avoir satisfait nos propres exigences, la frustration s'installe, ce qui nous empêche de nous réjouir de tout ce que nous avons réussi à faire. Là encore, **le yoga nous aide à contacter les besoins de l'âme et du corps, et à développer la sérénité requise quand les choses ne se déroulent pas comme prévu**.

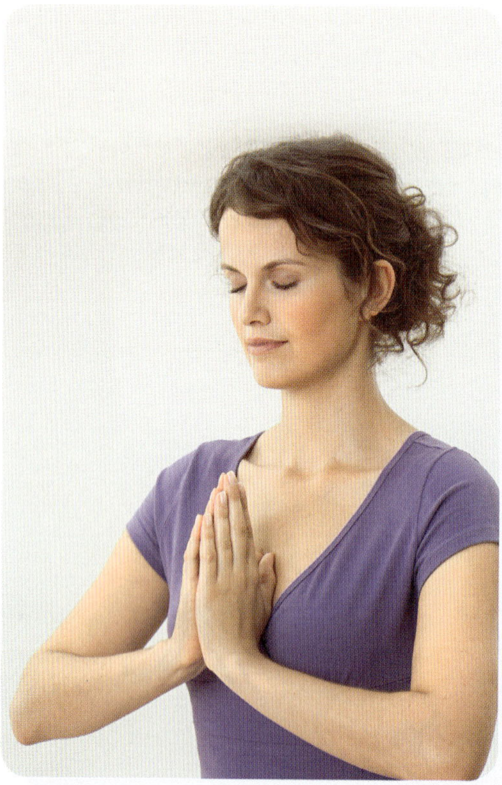

Le yoga aide à reconnecter les besoins de l'âme et du corps.

Soyez pleinement à l'écoute de votre corps

Pour comprendre et interpréter **les messages que nous adresse le corps**, il faut, dans un premier temps, être prêt à **les écouter**. Une séance de yoga ne va pas forcément vous permettre de capter immédiatement ce qui vous fait du bien ou pas. Lors de mes cours, j'ai parfois eu affaire à des personnes qui au début avaient du mal à se mettre à l'écoute de leur être. C'est le cas par exemple, lorsque l'on n'a jamais fait certaines expériences comme sentir son pouce du pied gauche – et encore moins compris qu'on peut le détendre en conscience. J'ai aussi rencontré des mamans qui, dès la quatrième semaine après la naissance, s'étaient lancées dans un programme de sport très rigoureux de remise en forme ; lequel était supposé leur permettre d'enfiler leurs jeans « d'avant » dès la sixième semaine. Autant dire qu'elles étaient dans le déni des besoins de leur corps, de leur état de fatigue et d'épuisement.

Nous vous recommandons vivement de ne pas suivre l'exemple de ces mamans. Soyez à l'écoute de ce qui est éminemment important et bon pour VOUS, peu importe ce que font les autres femmes. C'est vous et vous seule qui habitez votre corps, qui est unique. C'est pourquoi **vous seule êtes en mesure de déterminer ce qui vous convient** et ce que vous préférez laisser tomber.

Prendre conscience de son corps

Voici un petit exercice qui va vous aider à ressentir votre corps, **à être à l'écoute de votre état et des messages de votre corps.** Vous pouvez prendre connaissance de l'exercice dans son ensemble, puis pratiquer les yeux fermés, ou garder les yeux ouverts pour lire les consignes et les mettre en œuvre au fur et à mesure. C'est vous qui décidez.

- Asseyez-vous sur une chaise en adoptant une position confortable. Si vous êtes allongée sur un lit, tâchez de trouver une position propice à la détente. Posez le dos de chacune de vos mains sur vos cuisses ou sur la couette, paumes dirigées vers le haut. Quand vous êtes prête, fermez les yeux.

- Maintenant, prêtez attention à ce que vous ressentez dans vos pieds, et dans la plante des pieds. En même temps, ayez conscience de votre souffle, de l'air qui entre et qui sort. Maintenant, détendez vos épaules. À chaque expiration, vos épaules se détendent davantage. Votre souffle se fait plus profond, plus calme et plus lent. Maintenant, vous sentez probablement déjà votre dos et votre colonne vertébrale ; vous sentez aussi vos épaules et vos bras.

- Tendez votre bras gauche et soulevez votre main. Gardez le bras bien tendu, observez ce qui se passe à l'intérieur. Remarquez-vous une tension musculaire ? Ressentez-vous la tension dans le haut de votre bras ? Maintenant, étirez vos doigts. Qu'est-ce qui vous est plus agréable dans l'immédiat ? Des doigts étirés ou des doigts relâchés ? Choisissez la posture qui vous procure le plus de stabilité. Maintenez encore un peu votre bras tendu. Continuez à inspirer et expirer tranquillement, puis mettez fin à l'exercice.

Qu'avez-vous ressenti lors de l'exercice ? Avez-vous pu le faire tout en le lisant ? Cela vous a-t-il paru facile ? Si tel n'est pas le cas, vous êtes invitée à le refaire.

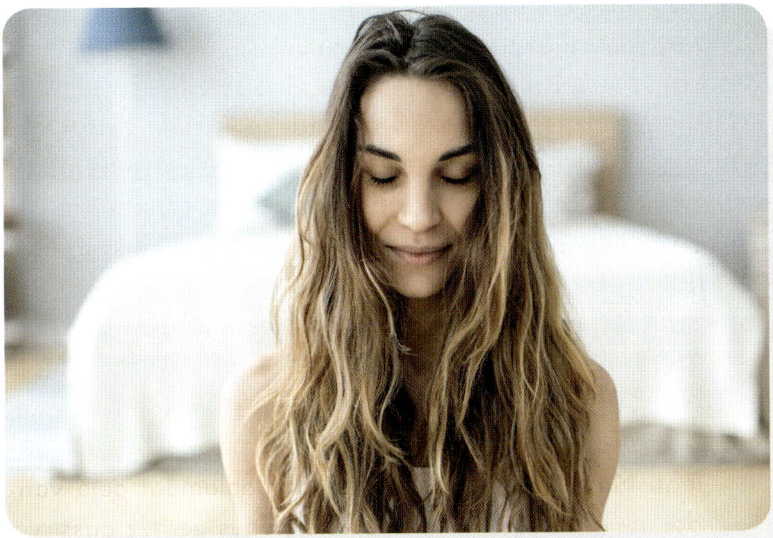

Avec ce type d'exercice, c'est à l'aune de votre ressenti, selon qu'il s'avère agréable ou au contraire inconfortable, que vous saurez que faire : solliciter votre corps davantage ou opter pour une variante de l'exercice moins exigeante. **C'est la nature de ce ressenti qui vous guidera** et vous invitera à quitter la posture si besoin est ou à la maintenir. Ce n'est pas du tout la même approche que de suivre à la lettre les instructions d'un professeur en tirant un trait sur ce que l'on ressent. Et si, en plus, vous vous comparez aux autres participantes et tentez coûte que coûte de tenir les postures – ou de les faire sans conviction, histoire de ne pas vous faire remarquer –, vous allez présumer de vos forces ou négliger de puiser dedans. Résultat, vous ressentirez bien plus de stress, de pression et d'insatisfaction que de détente et de calme intérieur.

Quand j'ai voulu me remettre au yoga après mon accouchement, j'ai subi un vrai choc. Jusque-là, j'avais réussi à maîtriser toutes les postures que je faisais avant d'être enceinte et pendant la grossesse, et cela quasiment jusqu'au terme. Et voilà que d'un coup, j'en étais incapable. Alors qu'avant c'était un jeu d'enfants de réaliser des postures telles que le corbeau, la demi-lune et autres asanas complexes, je me suis retrouvée du jour au lendemain complètement privée de stabilité, d'équilibre et de forces. Mon centre de gravité s'était déplacé, mes articulations étaient douloureuses et mes hanches tellement fermées que j'arrivais à peine à m'asseoir en tailleur. J'étais consternée car en tant que professeur de yoga, je voulais retrouver mon tonus le plus rapidement possible afin de reprendre mon activité. Et comme six mois après l'accouchement, j'avais encore dix kilos en trop sur les hanches, je me faisais du souci en me demandant si – et comment – j'allais à nouveau pouvoir donner l'image que l'on se fait d'une prof de yoga. Plus je m'évertuais à me rapprocher de mon idéal en la matière, plus je sentais que j'allais mal. Il va sans dire que cet état de tension affectait aussi mon bébé. Or un jour, je me suis rendu compte qu'à force de m'escrimer ainsi, j'avais perdu tout contact avec mon ressenti. Lequel était pourtant clair comme de l'eau de roche : « Stop ! À présent, tu es responsable d'une autre vie en plus de la tienne, et surtout, tu n'es plus la même qu'avant la grossesse. **Tout en toi s'est transformé, fais donc en sorte d'adapter ta pratique**. » J'ai alors cessé de me torturer en renonçant au programme de yoga qui avait été le mien jusqu'alors. Et avec l'aide de Holger, j'ai développé une série d'exercices simples, courts et efficaces. Résultat, j'ai commencé à me sentir nettement mieux en adaptant ma pratique aux nouveaux besoins de mon corps, petit à petit et en douceur.

Si vous voyez en chaque exercice de yoga une invitation à **mieux vous connaître, vous et votre corps**, vous en tirerez un enseignement utile tant dans le cadre de votre pratique du yoga que dans le quotidien. Exemple : vous êtes en plein exercice. En parvenant à diriger votre attention sur votre respiration, vous allez remarquer si elle est courte ou irrégulière ; il suffit alors de réajuster votre posture de façon à retrouver un souffle régulier. De là, il n'y a qu'un pas pour **prêter attention à votre respiration dans la vie de tous les jours**, et comprendre quand celle-ci a tendance à se bloquer ou à être plus ample. Ensuite, il ne vous restera plus qu'à procéder à des ajustements de façon à vous sentir bien et à respirer comme il faut.

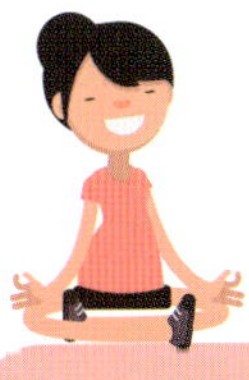

Conseil de yogi

Faites en sorte d'utiliser chaque exercice de ce livre pour être à l'écoute de ce qui se passe en vous et dans votre corps. Avec le temps, vous allez sentir et capter ce qui est important pour vous, ce qui vous fait du bien.

Détendez-vous, soyez dans l'accueil du divin

En philosophie du yoga, le concept de confiance est synonyme de **confiance en la vie**.

La confiance, la foi en Dieu ne signifient pas forcément qu'il faut croire en un dieu, on peut aussi faire confiance à l'univers, à certains principes et autres enseignements. En yoga, la foi n'est autre que l'intime conviction, la **certitude que les choses sont très bien comme elles sont**. C'est ce que l'on appelle « être dans l'acceptation de ce qui est ». Sur le plan pratique, cela revient à **accepter ce qui nous arrive ici et maintenant** en sachant parfaitement que l'on est apte à maîtriser la situation. Depuis toujours, nous les femmes mettons des enfants au monde, puis nous les élevons. Avant, il n'y avait ni échographies ni maternités ni suivis post-partum. Mais alors, comment se débrouillaient les femmes à une époque où les examens préventifs et les manuels éducatifs n'existaient pas encore ? Elles ne pouvaient compter que sur les conseils de leur lignée féminine et sur ce que la vie avait à leur enseigner. Et elles avaient foi en ces connaissances. Ce qui ne signifie pas pour autant qu'avant, tout se passait mieux. Nous disposons actuellement de moyens médicaux extraordinaires, et nous pouvons nous estimer heureux que tout cela soit aujourd'hui à notre disposition. Ce qu'en revanche nous voulons souligner, c'est que la maternité est quelque chose de parfaitement naturel. Comment fait donc une mère pour savoir si son bébé a faim ou soif ? Comment sait-elle qu'il ne va pas bien ? Une mère sent tout cela parce qu'elle est mère. Et cela va bien au-delà ; il faut être une maman pour avoir un tel odorat, sentir ce qui cloche et irradier la sensation de sécurité tellement vitale pour un bébé ; or le yoga peut nous aider à accéder à ce savoir sur un mode plus détendu en ayant confiance en nos ressources pour assurer le bien-être de nos enfants.

Devenir parents, c'est donc faire face à un quotidien complètement bouleversé, il faut trouver ses marques dans une situation qui a changé du tout au tout. Certes, les femmes sont en droit de percevoir des allocations familiales, ce qui peut faciliter les choses. Et en tant que maman, on a aussi la possibilité d'opter pour un congé parental afin de s'occuper exclusivement du bébé – un bon moyen de s'habituer à ce nouveau statut si prenant.

Personnellement, j'ai eu besoin d'un peu de temps pour réaliser que, désormais, je serais avant tout une mère. Il faut dire qu'avant l'accouchement, j'avais développé une vision des choses qui était un peu naïve. Lors de ma grossesse, j'avais prévu de reprendre mes cours seulement six semaines après l'accouchement, au jour près. Et je n'ai jamais douté qu'il en irait autrement. J'estimais qu'il était parfaitement « normal » de reprendre mon travail dans ces délais. J'avais décidé d'engager une nounou peu après la naissance, afin de reprendre mon travail. À l'époque je me disais : « Ce qui compte, c'est de passer des moments privilégiés avec mon bébé et non de le pouponner en permanence. » Ce qui m'aurait aussi permis de retrouver mon indépendance financière pour continuer à partager les charges du couple. Et puis je ne me voyais pas laisser tomber mes élèves. Enfin, je ne voulais surtout pas devenir l'une de ces femmes au foyer qui ont pour seul et unique sujet de conversation les histoires de couches-culottes et de rototos. Je m'imaginais qu'on peut emmener un bébé partout, surtout au début, puisque les tout-petits passent énormément de temps à dormir. Voilà le plan formidable que j'avais élaboré.

Six semaines après l'accouchement, c'est en pleurs que j'ai refermé la porte de notre logement, tout cela parce qu'il fallait que je m'éloigne de cinq malheureux kilomètres pour intervenir dans une formation. Ce qui impliquait de laisser le bébé à la maison – eh oui, à ce stade, j'avais déjà renoncé à la nounou et préféré confier l'enfant au papa. C'est à ce moment que j'ai pris la mesure du chamboulement hormonal. Tout au long de la journée, j'ai eu mauvaise conscience. Je savais que je m'étais fait violence pour participer à cette formation au titre d'intervenante. Mais d'un autre côté, la perspective de m'occuper de mon bébé à plein temps était elle aussi loin de me réjouir, car j'aurais eu le sentiment de négliger mon activité professionnelle et en plus, de ne pas avoir suffisamment de revenus. J'étais plongée dans un vrai dilemme : quand je me trouvais à la maison, j'avais souvent l'impression d'être inutile, et quand je partais travailler, je sentais la tristesse me gagner parce que Bébé me manquait. Quel que soit le cas de figure, j'étais incapable de me sentir vraiment bien. **Il a d'abord fallu que je réalise que j'étais avant tout devenue mère pour faire le deuil de mon ancienne vie et retrouver plus de sérénité.** C'est ainsi que j'ai pu franchir le cap et **accueillir la nouveauté dans ma vie**. J'ai commencé à savourer la maternité le jour où je lui ai donné priorité sur le reste.

C'est seulement à ce moment que j'ai pu me mettre en quête de solutions pour redevenir autonome dans ma nouvelle vie. J'ai cessé de faire une montagne des nouvelles contraintes que je devais affronter. Après tout, je l'avais voulu !

Il m'a aussi fallu mettre un frein à mes ambitions, tâche ô combien difficile. Du haut de mes trente-cinq ans, j'ambitionnais de me faire un nom dans le monde des professeurs de yoga. Qu'à cela ne tienne, j'ai remis ce rêve à plus tard. À un moment plus propice, quand mon enfant serait plus grand et aurait moins besoin de moi. Je me suis donc contentée de proposer des cours de yoga trois fois par semaine dans la petite salle que j'utilisais déjà pour ma propre pratique ; et j'ai pris la décision de me limiter à une intervention par an dans le cadre de mes formations. J'ai admis que je n'avais pas besoin d'être constamment sur la brèche – ce qui m'aurait à coup sûr fait ressentir le manque de mon bébé. En optant pour cette solution, tout est devenu plus fluide. Il n'empêche, à certains moments, je me sentais dépassée par les événements ; une maman ne peut pas tout prévoir. Et un planning digne de ce nom ne sert pas à grand-chose, il faut simplement être prête à accepter que ce que l'on avait prévu de faire peut à tout moment tomber à l'eau. Cela dit, en accueillant mon nouveau statut sans réserve, **j'ai retrouvé une vie plus légère**, c'en était fini des tâtonnements.

Et vous, est-ce que vous aimeriez – mais peut-être n'avez-vous pas le choix – reprendre votre travail dès que possible ? Seriez-vous de celles qui, lors de la grossesse, se sont juré d'être dans les starting-blocks dès que possible après la naissance ? Mais qui une fois Bébé né tombent de haut parce que rien ne se passe comme prévu ! Sans oublier que vous devez attendre que l'enfant soit enfin endormi pour mettre le nez dans vos e-mails le soir, alors que vous êtes épuisée et que vous n'avez pas même eu une minute pour prendre une douche. Autre cas de figure : placez-vous la barre très haut pour être à la fois mère, femme au foyer et compagne ? Aspirez-vous à être toujours pimpante, veillez-vous à garder la ligne et à toujours accueillir votre mari sourire aux lèvres en début de soirée, avec un enfant qui dort bien sagement et une maison impeccable, tandis qu'un délicieux rôti cuit tranquillement dans son jus à la cuisine ?

à retenir

À ce stade, voici le meilleur conseil que nous aurions à vous donner : acceptez le fait que vous êtes désormais une mère et que vous en avez pour quelques années à assumer ce rôle clé. Votre enfant a besoin de vous, il ne peut être relégué au second plan pour tout l'or du monde ni pour la vaisselle sale, le tas de linge sale ou les e-mails non lus…

Si vous êtes prompte à **accepter votre rôle de mère** et à **vous détacher de votre vie d'avant** pour embrasser les changements que nécessite la situation, vous gagnerez en paix intérieure beaucoup plus rapidement. Vous devez accepter que les prochaines dix-huit années de votre vie – c'est un minimum – seront conditionnées par la présence d'un être qui dépend de vous. Certes, à la longue, vous allez retrouver plus de marge de manœuvre, mais pour l'instant ce n'est pas cela l'important. L'important, c'est l'enfant au cours des semaines et des mois à venir. Or, **pour être une maman heureuse et épanouie, il faut veiller à prendre soin de vous lors des rares moments de liberté que vous pouvez vous octroyer**, sinon vous aurez le sentiment d'être laissée pour compte. Pensez à prendre des moments de détente malgré toutes les prétendues « tâches » en attente. Prenez du recul par rapport à tous vos projets et pensées liés à l'avenir. Soulagez-vous des exigences que vous vous imposez. Tout cela est, dans l'immédiat, sans importance. Soyez assurée que tout suit son cours, et que tout arrivera à point nommé.

Il y a des choses que vous ne pourrez pas changer, du moins dans l'immédiat, comme une naissance qui ne s'est pas déroulée comme vous l'espériez, un enfant qui se réveille systématiquement la nuit, le manque de sommeil ou la sensation de ne pas vous en sortir tellement vous êtes débordée. Idem si votre bout de chou réclame beaucoup d'attention, s'il a des coliques ou si l'allaitement vous cause des désagréments. Vous pouvez également être submergée par vos émotions, si bien que certains jours, vous êtes à la merci de crises de larmes. Vous n'avez peut-être pas vraiment la fibre maternelle ou **la réalité n'a rien à voir avec ce que vous vous étiez imaginé**, si bien que vous vous demandez pourquoi vous vous sentez punie, alors que toutes les autres ont l'air de vivre leur maternité comme si cela allait de soi. Nous connaissons toutes une maman dont le bébé fait ses nuits alors qu'il a seulement quatre semaines, ou une autre dont l'allaitement se passe à merveille. Le genre de maman qui ressemble à un ange, et qui affiche un sourire radieux en compagnie d'autres mères de famille dans un salon de thé, tandis que son bébé – sage comme une image – se contente d'ouvrir de grands yeux étonnés devant le mobile attaché au couffin ! Or, PEU IMPORTE pourquoi tout va comme sur des roulettes pour certaines mères tandis que vous, vous êtes au bout du rouleau. Arrêtez de vous faire des reproches, de vous livrer à des dialogues intérieurs, et ne cherchez pas à comprendre le pourquoi du comment. Vous devez accepter et faire confiance. Et même si cela très difficile à supporter, vous n'y pouvez rien, et la situation ne va certainement pas s'arranger en vous autoflagellant.

N'oubliez pas que les problématiques liées à la petite enfance se résolvent souvent d'elles-mêmes… avant que d'autres problèmes prennent le relai : les crises de coliques à peine passées, ce sont les dents de lait qui s'annoncent. Quand elles ont toutes percé, voilà que les poussées de croissance font leur apparition. Les bouts de chou commencent à marcher, fourrent n'importe quoi dans leur bouche, tandis que nous, les mamans, devons les pister en nous demandant quelles surprises ils nous réservent encore. Arrive l'époque de la crèche et de l'école maternelle, dont les enfants nous ramènent à la maison toutes sortes de joyeusetés comme les déferlantes de petits camarades et de maladies. Et à toutes celles qui s'imaginent qu'après l'école, c'est du gâteau, détrompez-vous : il s'agira de donner un coup de main pour des exercices de mathématiques auxquels de toute façon nous n'avons jamais rien compris. Avec la puberté, on se retrouve subitement avec beaucoup de temps libre : nous les parents devenons des êtres assommants et pas très cool, et nos rejetons estiment qu'ils ne doivent pas passer plus de temps que nécessaire en notre compagnie. Puis, quand ils partent étudier quelque part à l'étranger et se contentent d'appeler une fois toutes les trois semaines, on se demande pourquoi on n'a pas davantage profité de l'époque à laquelle ils étaient encore des bébés. Eh oui, ainsi va la vie. À un moment ou un autre, c'en est fini de materner des enfants qui, hier encore, aimaient faire un câlin de temps en temps ou venaient nous confier leurs petites misères. Ils préfèrent en parler à leur meilleur copain, et là, le cap est franchi. Vous avez – selon les enfants – dix voire douze ans devant vous, pendant lesquels vous serez avant tout une maman. Mieux vaut les savourer, ou tout au moins essayer de le faire, **épargnez-vous le stress de vouloir gérer votre vie de main de maître, car ceci n'est pas possible**. Certaines choses peuvent d'ailleurs parfois se résoudre d'elles-mêmes.

L'acceptation de ce qui est, ainsi que **la conviction que tout est juste**, voilà une attitude bien plus salutaire que ce que vous pourriez imaginer. La résistance intérieure, elle, n'apporte rien d'autre que de l'épuisement. Normalement, ce sont plus de soixante mille pensées qui fusent dans notre cerveau, au quotidien. La plupart d'entre elles sont en général le fruit de nos préoccupations, et de notre désir d'inverser la vapeur. Et pourtant cela fait tellement de bien de se poser un moment, d'accepter les obstacles qui se présentent à nous et d'imposer le silence aux voix qui se chamaillent dans notre tête. Qu'y a-t-il de plus naturel que le fait qu'un enfant attrape les maladies des autres, aie des coliques, des poussées de dents et de croissance, manifeste de gros chagrins et son besoin de vous ? Tout cela fait partie intégrante de l'enfance. Il en va de même pour vous en tant que mère, quoi de plus normal d'avoir quelques kilos en trop et besoin de temps pour la rééducation ? Vous avez le droit d'être stressée et d'avoir souvent les larmes aux yeux. Votre enfant vous manque ? C'est parfaitement légitime, et vos débordements d'affection aussi. Il en va de même si, un an après l'accouchement, vous vous sentez encore débordée dans votre rôle de maman. Enfin, il est parfaitement légitime de demander de l'aide.

En acceptant les choses telles qu'elles sont sans chercher à monter au créneau, tout cela sera désormais une part de votre vie ; vous n'aurez plus le sentiment de passer votre temps à vous bagarrer contre l'adversité. D'ailleurs, les différentes phases de l'enfance – et, par conséquent, de la maternité –, se déroulent plus vite et sont plus faciles à vivre que vous ne le pensez. Soyez dans l'accueil de ce qui est, ne commettez pas l'erreur de redouter ce qui va suivre. **L'acceptation fera de vous un être plus détendu, et vous et votre famille vous sentirez moins stressées.**

Devise en cas de stress : « Quoi qu'il arrive, ça ne va pas durer ! »

Faites vôtre cette devise en la répétant à tout moment, que ce soit lors d'une séance de yoga ou lorsque vous devez vous lever la nuit. Elle va vous aider à vous sentir plus détendue. N'y voyez surtout pas une leçon en rapport avec la pensée positive, inutile de vous raconter un film où les choses sont plus agréables qu'elles ne le sont en réalité.

Cette devise vous aide, au contraire, à **accepter ce qui est dans une perspective positive**.

Acceptation et confiance sont les deux principes fondamentaux sur lesquels repose la philosophie du yoga. Ainsi, lorsque vous faites du yoga, il est important de reconnaître et d'accepter ce qui vous fait du bien et de **faire confiance à votre corps**, car il sait ce dont il a besoin lorsque vous pratiquez.

Halte aux comparaisons - vive la non-violence !

Autre principe du yoga : « **Ne te compare pas aux autres, chaque corps est différent**. » Tous les exercices de yoga ne conviennent pas à chaque corps. Si, par exemple, vous êtes très souple et que vous faites des exercices qui étirent encore plus votre corps, cela ne vous fera pas forcément du bien. Si votre tonus musculaire est élevé, il n'est pas conseillé d'opter pour des postures qui le renforcent. Autrement dit, ne choisissez pas des exercices en vous disant que ce sera du gâteau. La plupart du temps, ils font du bien aux personnes qui *a priori* n'y arrivent pas. Sachant aussi que chaque corps réagit à sa façon, il faut veiller à ne pas se comparer à autrui. À commencer par la longueur des bras ou des jambes de votre voisine de tapis, qui n'est pas forcément la même que la vôtre.

D'expérience, je sais très bien qu'il n'est pas si facile de résister à la tentation de se comparer aux autres. Moi aussi j'ai eu l'occasion d'observer d'autres mamans lors de séances de yoga ; elles avaient renoué avec leur pratique d'avant comme si c'était un jeu d'enfants. Qui plus est, elles avaient récupéré leur silhouette initiale et retrouvé la forme en un temps record. Quant à moi, j'ai fait en sorte de me réjouir pour ces mamans yogis. Et je me suis juré de rester à l'écoute de mon corps et de ne pas me laisser influencer par ce que vivaient les autres. Si, dans mon cas, cela a pris davantage de temps, c'est parce que mon corps en avait besoin. Ma décision de jeter aux orties mes prétentions – à savoir, retrouver ma silhouette d'avant – s'est révélée clairement salutaire. Certes, je ne l'ai jamais récupérée, mais j'ai gagné au change : je sens beaucoup mieux ce qui se passe en moi, je suis beaucoup plus détendue et sereine et j'ai cessé d'accorder de l'importance à bon nombre de choses. Trois kilos de plus ou de moins, qu'est-ce que cela change ? Ce qui m'importe désormais, c'est de ressentir l'amour que j'ai pour moi, en veillant à ne pas me comparer à autrui et à **sortir du jugement**, au lieu de m'inquiéter de mon image en tant que professeur de yoga. Autant dire que, finalement, **faire preuve de patience** en valait la peine.

Quand vous êtes en tenue de yoga, votre allure n'a aucune importance. De même, ne vous en faites pas si vous avez l'impression d'être raide comme un manche à balai, peu importe que vous soyez incapable de toucher la pointe de vos orteils parce que vous atteignez déjà à grand-peine vos tibias.

Le yoga est votre ami. Un ami qui vous aide à être en contact intime avec vous-même, tandis que vous maintenez à distance toute velléité de vous comparer aux autres. **Puisez dans le yoga pour cultiver acceptation et amour de soi, confiance en soi, la conscience de ce que vous êtes et la bienveillance envers vous-même.** Le ressenti ainsi généré va se refléter dans vos faits et gestes et s'installer dans votre vie.

De même, mieux vaut vous abstenir de comparer votre enfant à celui des autres. Même si vous avez l'impression que les autres mamans ont toutes des bambins faciles à vivre, alors que vous avez toutes les misères du monde pour calmer le vôtre et le mettre au lit, dans une cacophonie de pleurs et de cris, huit heures par jour. Entraînez-vous à l'art de ne pas comparer. Pour autant, il ne s'agit pas de tout accepter d'un enfant – quelle que soit la manière dont vous l'élevez et vos priorités en la matière. Focalisez-vous sur la personnalité de votre enfant. Observez ses réactions et le comportement qui est le sien : il vous teste pour savoir comment obtenir ce qu'il veut, c'est tout. C'est en l'observant que vous le connaîtrez mieux, que vous apprendrez à réagir par rapport à ses besoins et ses traits de caractère et que vous ferez la différence entre ce dont il a effectivement besoin, et ce qu'il voudrait obtenir à tout prix. Soyez également attentive aux étapes de développement de votre enfant. De nombreux parents en attendent trop de leur part, ils surestiment leurs capacités de compréhension et d'absorption. Or, les enfants ne sont pas des mini-adultes. Les enfants sont des enfants, veillez à ne jamais l'oublier. Procurez-vous des livres sur les différents stades de développement de l'enfance, cela vous permettra de mieux connaître votre bambin.

L'enfant fait son apprentissage en observant et son principal sujet d'observation, dans un premier temps, c'est vous. Un enfant tire toujours ses propres conclusions par rapport à ce qu'il voit, et ses réactions sont à l'avenant. Les parents qui ont plusieurs enfants s'en aperçoivent très bien. Ceux d'une même fratrie ont beau recevoir la même éducation, ils la vivront différemment. Et bien souvent, une fois devenus adultes, ils font des choix de vie très différents. Voilà pourquoi un enfant n'est pas comparable à un autre : votre bébé est comme il est. Il est unique, c'est cela qui est merveilleux. Il vient au monde avec ses propres dons et talents. Imaginons que votre bébé soit particulièrement calme et que vous, vous tiriez la conclusion qu'il faudrait le solliciter davantage. Et si le calme dont il fait preuve était simplement l'un des aspects majeurs de sa personnalité ? Peut-être qu'en lui sommeille un musicien, un philosophe ou un scientifique. Résultat, vous lui en demandez trop en voulant l'occuper davantage. Il gigote tout le temps et vous pensez qu'il est hyperactif. Et s'il était simplement un sportif-né ?

Si au travers du yoga vous apprenez à cesser de vous comparer aux autres, vous allez rétablir votre équilibre et vous serez en mesure d'accepter votre enfant tel qu'il est. Par contre, si vous pensez tout le temps que vous devez changer parce que vous n'êtes pas satisfaite de vous, vous aurez envie que votre enfant change lui aussi. Or votre enfant est parfait. C'est exactement celui qu'il vous faut, et vous êtes exactement la mère qu'il lui faut. Vous n'avez pas à changer au nom de quoi que ce soit. Vous êtes merveilleuse telle que vous êtes, même si les magazines et spots publicitaires veulent vous faire croire autre chose. Ignorez donc ces clichés et avancez dans la vie avec fierté : vous avez mis au monde un bébé ! Grâce à vous, un petit être a vu le jour, ce qui est une prouesse en soi. En le plaçant sous votre responsabilité, vous l'assumez pleinement, et il en sera ainsi tout au long des dix-huit prochaines années – voire davantage. Cet enfant sera toujours une partie de vous.

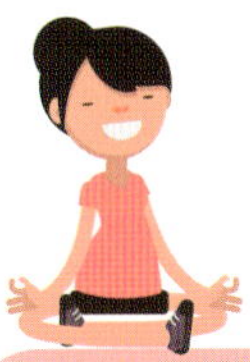

Conseil de yogi

Ne comparez jamais votre bébé à d'autres, ne vous comparez jamais à d'autres mamans. Vous et votre bébé êtes des êtres uniques et incomparables.

Et si vous vous surprenez à le faire quand même, pensez à vous remémorer cette phrase. Nos pensées exercent une grande influence sur ce que nous ressentons : un moral en berne toute la journée, un mental obnubilé par des histoires de couches et d'allaitement ainsi que par le manque de sommeil n'est guère propice à une humeur sereine. Mais si l'on **plante le germe d'une seule pensée positive**, c'est un merveilleux jardin qui, tôt ou tard, va s'épanouir dans notre âme.

Si vous vous surprenez à émettre des jugements négatifs sur votre personne, ayez recours à l'affirmation suivante, en veillant à la répéter intérieurement :

Même si en cet instant je m'adresse des pensées désobligeantes, je suis sur la bonne voie pour y remédier et faire la paix avec moi-même.

3. Une naissance, ça change tout !

La grossesse et l'accouchement, quelle aventure ! Si toutes les femmes ne le vivent pas forcément de la même manière, c'est indéniablement un pan de vie qui s'accompagne de bouleversements, surtout après la naissance. Passons en revue les transformations qui affectent corps et émotions lors de **cette période des plus passionnantes**.

Le quatrième trimestre

Le terme très courant de « quatrième trimestre » se réfère aux trois premiers mois qui suivent la naissance. Cette période exige de se **réorganiser, de fonctionner autrement**. C'est à ce moment que commence un nouveau chapitre de la vie en commun, aussi bien pour le nouveau-né que pour le reste de la famille. Et bien souvent cette phase de transition n'est pas exempte de stress et d'agitation, bien au contraire : du jour au lendemain, tout est nouveau et différent pour tout le monde. Le quatrième trimestre joue le rôle de prélude aux nouvelles conditions de vie. Il permet de se fondre dans le rôle de mère, de s'accoutumer à un corps transformé ainsi qu'aux nouvelles exigences liées à la maternité. Si le corps a besoin de se régénérer, il faut aussi que la famille trouve ses marques avant qu'un quotidien serein et bien organisé puisse se mettre en place.

C'est une période de la vie que chacune d'entre nous vit différemment. Pour l'une, l'acclimatation se fera rapidement et en douceur, pour l'autre, non. Par contre, voici un point qui concerne toutes les femmes : vous avez désormais sous votre responsabilité un petit être qui, dans un premier temps, dépend entièrement de vous. Vous devez cependant vous **ménager une mage de manœuvre pour satisfaire vos *propres* besoins**, car il faut les prendre autant au sérieux que ceux de l'enfant. Une mère a besoin de repos, pour recharger ses batteries et de se détendre pour gérer ses nouvelles tâches. Auquel cas elle saura parfaitement comment réagir face aux hurlements de Bébé, chose nettement moins certaine quand on tient à peine debout et que l'on se sent à bout de nerfs. D'ailleurs, bien souvent, l'humeur de la maman influence celle du bébé. Donc si la maman est sereine, l'enfant aura tendance à être serein lui aussi.

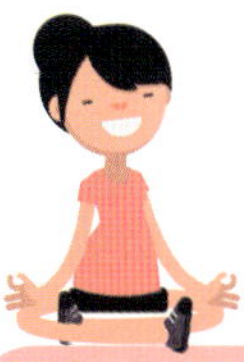

Conseil de yogi

Dès que vous en avez l'occasion, faites un petit somme. Vous devriez privilégier votre sommeil en le faisant passer avant le ménage, la lessive et vos e-mails.

Votre corps s'est transformé… et alors, c'est normal !

Au cours de la grossesse, le fœtus se transforme en bébé, et tout au long des neuf mois, le corps s'adapte pour permettre à l'enfant qui va naître de trouver de la place. Ce phénomène se traduit à l'extérieur par un ventre qui n'arrête pas de s'arrondir. Mais ce qui se passe à l'intérieur du corps est bien plus impressionnant encore. L'effort que déploie notre corps pendant ce temps est comparable, en termes d'intensité, à celui qui est requis pour courir un marathon, et cela, au quotidien. Il n'est guère étonnant qu'il ne puisse retrouver immédiatement son ancienne silhouette après l'accouchement. Toute sage-femme vous le confirmera : **si le ventre a besoin de neuf mois pour s'adapter au développement de la vie qu'il abrite en donnant au bébé tout l'espace dont il a besoin pour grandir, il a aussi besoin de neuf mois au minimum pour se rétracter comme il faut**.

Certes, chez certaines femmes, les signes d'une grossesse récente ne sont quasiment pas perceptibles et apparemment, elles ont retrouvé la forme. Avant de tirer des conclusions hâtives et de se mettre sous pression en se lançant dans des comparaisons, il faut faire le distinguo entre ce que l'on voit (un ventre plat) et ce qui se passe dans le corps de la personne. Prenons pour exemple le périnée. Ce muscle, qui se trouve dans le bassin et qui sert à soutenir le bébé comme dans un hamac, n'est pas visible de l'extérieur. Or il a porté le bébé pendant neuf mois et il s'est de plus considérablement étiré lors de la naissance. Suite à celle-ci, il est donc relâché et cela affecte chaque femme. Lui aussi a besoin de temps pour s'en remettre, même chez les femmes qui ont en apparence complètement retrouvé leur « silhouette d'avant » dès six semaines après la naissance.

Qui plus est, tous les muscles du ventre ont été mis à rude épreuve. Lors de la grossesse, le transverse de l'abdomen s'étire sur les côtés pour faire de la place au ventre qui s'arrondit ; si bien qu'après l'accouchement, ils sont flasques et distendus. Et eux aussi ont besoin de temps pour retrouver leur tonus.

Comme vous le voyez, les transformations que votre corps a subies sont parfaitement normales ; c'est le lot de chaque femme après une naissance. Mais ce n'est pas tout, aux transformations physiques s'ajoute un bouleversement hormonal. C'est le prochain point que nous allons aborder.

Le rôle des hormones

Lors de la grossesse, le corps de la femme pourvoit aux besoins de l'enfant à naître. Certaines hormones l'aident à se préparer à l'accouchement ; tissus musculaires et conjonctifs se détendent et deviennent plus mous. Ce qui permet à l'utérus de prendre toute la place dont il a besoin et au bébé, de se développer. La production accrue de progestérone déclenche la croissance de l'endomètre (ou muqueuse utérine) et assure son irrigation sanguine ; c'est d'ailleurs cette hormone qui permet la **nidification de l'ovule fécondé**. Elle sert aussi, entre autres, à **stimuler la glande mammaire pour qu'elle produise du lait**. Après la naissance, le taux de progestérone chute, contribuant ainsi au déclenchement du processus de récupération. La prolactine, autre hormone qui a également joué un rôle lors de la grossesse en même temps que la progestérone, dans la stimulation de la glande mammaire, déclenche alors la montée de lait. La glande mammaire produit d'abord du colostrum, entre le premier et le dixième jour après l'accouchement. C'est en mettant le bébé régulièrement au sein que la production de lait maternel s'active. Arrive alors la montée de lait, qui va souvent de pair avec des seins qui augmentent de volume et deviennent douloureusement tendus. En principe, ceux-ci s'adaptent parfaitement aux besoins du bébé et produisent la quantité de lait nécessaire.

C'est peu à peu, entre le onzième et le quarante-deuxième jour après l'accouchement, que l'organisme réintègre le mode « je ne suis pas enceinte ». Le flux de lait se régule, l'utérus commence à retrouver sa taille initiale. La période post-partum se termine six semaines après l'accouchement.

▸ Allaitement et stress

Si certaines femmes choisissent d'allaiter, d'autres préfèrent s'en abstenir. Quelle que soit votre décision, la seule chose qui compte, c'est de vous sentir sereine à ce sujet. Certaines femmes adorent allaiter, pour elles c'est d'ailleurs simple comme bonjour. D'autres, par contre, trouvent l'allaitement stressant car très douloureux. Si, au fond, vous n'avez pas vraiment envie d'allaiter ou que vous le faites à contrecœur, tout ce que vous en tirerez, ce sera du stress, qui gagnera aussi votre bébé. Or, le stress peut générer des problèmes d'engorgement ou de mastites. Il arrive parfois également qu'une mère *n'arrive pas* à allaiter, malgré toute sa bonne volonté. C'est pourquoi **mieux vaut vous libérer des attentes de la société** – ou de celles de votre sage-femme, de votre propre mère ou de toute personne qui vous pousse à allaiter. Je sais, pour l'avoir vécu dans ma chair, qu'il s'agit d'une **décision intime qu'il faut prendre en fonction de son ressenti et non de l'opinion des autres**.

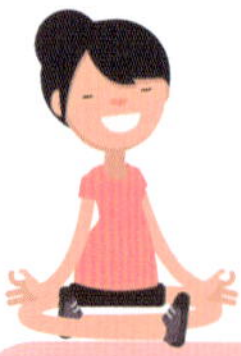

Conseil de yogi

Ne vous mettez pas la pression, refusez d'avoir mauvaise conscience. Si vous allez bien, votre bébé ira bien aussi.

Baby-blues et états dépressifs

Suite à l'accouchement, la chute d'hormones est assez brutale. Résultat, l'organisme est en proie à un chaos hormonal qui peut provoquer ce que l'on appelle le baby-blues. Celui-ci se traduit certains jours par des crises de larmes irrépressibles. Elles finissent par s'espacer au fur et à mesure que le taux hormonal retrouve des valeurs normales. Certaines femmes sont tellement affectées par ce bouleversement hormonal qu'elles développent des troubles post-partum. Si bien que l'une sera une maman radieuse, toute fière de présenter son bout de chou à son cercle de connaissances, alors qu'une autre s'enfermera chez elle pour pleurer comme une madeleine.

L'expérience de la maternité peut se révéler extrêmement fatigante. Il faut d'abord passer le cap de la grossesse, laquelle ne se déroule pas toujours facilement pour toutes les femmes. Ensuite, l'accouchement demande beaucoup de forces et d'énergie. Enfin, nous pouvons être très exigeantes vis-à-vis de nous-mêmes, sans parler des attentes de la sage-femme, du compagnon et de l'enfant à notre égard. Pour beaucoup d'entre nous, il n'est pas simple de passer d'une vie libre et synonyme d'indépendance à une vie conditionnée par la maternité. On se retrouve subitement entièrement responsable d'un nouveau-né vingt-quatre heures sur vingt-quatre. Et ce nouveau-né réclame toute notre attention : il a besoin de soins, peu importe comment va sa maman. Ajoutons à cela les tensions musculaires qui nous affectent dans les régions de la nuque et du dos, une fatigue récurrente – voire de l'épuisement –, des problèmes de concentration et autres joyeusetés. Mais si, en plus, les hormones s'en mêlent, craintes disproportionnées et troubles dépressifs peuvent surgir. La plupart du temps, les choses s'arrangent d'elles-mêmes au bout de quelques semaines, mais parfois, les états dépressifs peuvent s'installer. Cela peut être le signe qu'une **dépression post-partum** est en cours, auquel cas il est urgent d'en parler à sa sage-femme ou à son médecin et de se faire suivre par des professionnels de santé.

Des études ont prouvé que **le yoga a une incidence bénéfique sur le traitement de la dépression**. En pratiquant ces enseignements – comment se détendre, gérer ses émotions et calmer le mental – on peut se défaire de tensions musculaires parfois handicapantes. En yoga, on apprend à **respirer calmement** et à **s'oxygéner davantage**. Cette pratique permet au corps de retrouver un bon maintien et, au-delà, nous rend plus conscients de notre état d'esprit. Le yoga peut également aider à se défaire de ses peurs et à garder son sang-froid. Si toutefois vous pensez être en proie à des troubles post-partum, veillez à consulter votre médecin avant de vous mettre au yoga.

Quand les émotions s'en mêlent

Il n'y a pas d'échappatoire, toutes les jeunes mamans passent par le grand huit émotionnel, même quand elles ne souffrent pas de baby-blues ni de troubles post-partum. Quand on n'a jamais fait l'expérience de la grossesse, on peut être tentée de poser un regard critique sur certaines en les qualifiant de « mères poules ». Or, le jour où une femme donne naissance à son bébé, elle est frappée de plein fouet par l'ampleur de ses émotions. Le moment où elle tient le bébé pour la première fois dans ses bras est tout simplement indescriptible. Il est clair cependant que les parents du bébé vivent une expérience très intime, c'est donc à l'aune de notre propre vécu que nous évoquons ce sujet. Cela étant, les émotions et les pensées qui vous submergent quand les mains de cet être minuscule s'agrippent à votre index sont absolument incomparables.

Et voilà que, subitement, des inquiétudes surgissent de nulle part. Désormais, **au lieu de se focaliser sur soi et son compagnon, on est inondée d'un amour infini et par un besoin viscéral d'être là pour son enfant** – raison pour laquelle la relation conjugale se retrouve reléguée au dernier plan une fois que Bébé est né. Et cela n'a rien d'étonnant. Avant la naissance, nul besoin de se consacrer à une autre personne que soi-même ni de s'en faire à son sujet. Avant, on avait toute latitude pour se lancer dans des expériences inédites, pratiquer du sport, voir des amis, aller à des concerts, passer des soirées en amoureux, sortir pour le dîner, aller au cinéma, savourer un bon livre, et j'en passe. Et voilà qu'un tout-petit pointe le bout de son nez et requiert toute votre attention, continuellement. Rien ne saurait préparer quelqu'un à cela, surtout sur le plan du ressenti. C'est à ce moment que l'on voit ses propres parents sous un autre jour, et c'est sans doute cela le plus effrayant.

Il faut passer en un tournemain du mode « moi et ma petite personne » au mode « moi, maman » et « moi, papa ». Tant que l'on est enceinte, on jouit encore d'une belle indépendance, même si on porte un bébé en permanence et qu'il faut renoncer à certaines choses pour le protéger. La grossesse, surtout quand il s'agit du premier enfant, n'empêche pas de conduire, d'aller là où bon nous semble, de faire la grasse matinée le week-end ; on est libre comme l'air pour se divertir. Le jour où l'on devient parent, tout cela, c'est fini. **Avec l'arrivée de Bébé, il faut que les parents aient un peu de temps pour se réorganiser : ils doivent aussi redéfinir leur couple** et **se réinventer en tant que personnes**. Ce sont désormais trois – et non plus deux – énergies qui sont à l'œuvre ; elles forment une constellation qui doit trouver son point d'équilibre.

À toutes celles qui se sentiraient concernées par ce qui suit, nous n'aurions qu'un conseil à donner : cessez de vous morfondre si tout n'est pas merveilleusement harmonieux d'entrée de jeu. Inutile également de loucher avec envie sur les autres mères, qui, elles, affichent une maternité épanouie, tant elles sont heureuses d'avoir un bébé calme avec, à leurs côtés, un papa comblé, alors que vous-même êtes épuisée, que votre homme n'est pas dans le coin et que vous êtes simplement à bout. Les choses sont comme elles sont ; avec le temps, vous aussi allez réussir à vous organiser dans votre couple. Et puis, le grand huit émotionnel ne sera bientôt plus qu'un souvenir.

La méditation peut s'avérer très utile pour remettre de l'ordre dans vos idées.

La méditation peut s'avérer très utile pour remettre de l'ordre dans vos idées, retrouver davantage de sérénité et vous défaire de toute envie de vous comparer aux autres. **De simples exercices de respiration peuvent vous aider à retrouver votre calme en libérant votre mental de son agitation.** L'encadré ci-contre vous invite à suivre des conseils qui permettent de gagner en sérénité et en équilibre.

Une méditation consciente à pratiquer dans la vie de tous les jours

Il n'est pas indispensable de se retirer dans un endroit isolé de tout bruit pour se détendre et méditer, et de toute façon, la plupart du temps, ce n'est pas envisageable quand on a un bébé ou un enfant près de soi. Ceci étant, les activités quotidiennes offrent un cadre tout à fait adapté à la méditation, si vous parvenez à vous adonner pleinement quelques instants à ce que vous êtes en train de faire. La prochaine fois que vous passerez l'aspirateur, pensez à vous concentrer exclusivement sur le sol devant vous, sur le moindre de vos pas, sur la nature du matériau à nettoyer. Constatez s'il est chaud ou froid, rêche ou moelleux. Procédez de même quand vous faites la vaisselle, quand vous avez Bébé au sein ou que vous le bercez pour l'aider à s'endormir. Donnez-vous la possibilité d'être pleinement présente à vous-même, ici et maintenant, sans vous encombrer l'esprit avec des pensées liées à un quelconque rendez-vous à la crèche et autres obligations. En l'espace de quelques jours seulement, vous constaterez que vous êtes plus calme et posée ; vous allez aussi vous sentir beaucoup moins démunie face à vos sautes d'humeur.

4. Respirer en conscience pour atteindre le calme intérieur

Quand nous venons au monde, notre premier réflexe de bébé est de respirer. Et quand nous le quittons, c'est la dernière chose que nous accomplissons. À moins d'être un apnéiste accompli, on ne peut pas survivre plus de deux minutes sans respirer : ce simple constat prouve à quel point **le souffle est vital**.

En moyenne, nous respirons vingt mille fois par jour. Notre appareil respiratoire est doté de différentes fonctions ; il est relié aux autres systèmes du corps humain. Dans la vie de tous les jours, nous accordons peu d'attention aux mécanismes répétitifs accomplis par notre organisme. Et comme la respiration, à l'instar de bien d'autres fonctions du corps humain, s'orchestre de façon inconsciente, il n'est pas absolument nécessaire de se concentrer sur elle, comme si cela était vital. Pourtant, **il vaut la peine de prêter attention à sa respiration**. Elle ne se contente pas de nous permettre d'expulser le CO_2 et d'oxygéner nos cellules, même si c'est là l'une de ses fonctions premières ; la respiration, c'est bien plus que cela. Si elle est pratiquée en conscience, la respiration peut nous nous permettre de gagner en sérénité, en calme et en paix intérieure.

La respiration, un remède souverain

Un célèbre maître yogi de l'ère moderne a un jour déclaré ceci : « Tant que tu seras capable de respirer, tu pourras faire du yoga. » Peu importe l'état dans lequel on se trouve ; même si l'on se sent épuisée au point d'être quasiment incapable de se lever le matin, il y a toujours une possibilité pour **s'octroyer un moment supplémentaire** à **consacrer à sa respiration**. En cela on est déjà en train de faire du yoga. Faites l'impasse sur des postures telles que la salutation au soleil si cela vous décourage d'avance : la respiration en conscience permet d'être présent à soi-même. Notre souffle peut nous aider à **ressentir plus d'énergie**, à éveiller notre conscience ou tout simplement à **nous sentir mieux**.

Je garde un souvenir vivace de mes débuts en tant que jeune maman ; certains jours, la perspective de devoir me lever le matin pour m'activer m'était insupportable. J'étais tellement fatiguée que la simple évocation de ce qui m'attendait me donnait envie de fuir. Et en plus j'aurais dû me motiver pour m'installer sur mon tapis et faire une salutation au soleil ? Voilà qui devenait carrément risible. Heureusement, le recours à la respiration s'est révélé être une aide précieuse lorsque je me bloquais ainsi. Je restais étendue dans mon lit, Bébé à côté de moi, et je me mettais à respirer profondément et calmement en me concentrant sur l'inspiration et l'expiration, tout en faisant mes exercices de rééducation du périnée. J'avais constaté que cela me donnait tellement d'énergie qu'ensuite je pouvais démarrer la journée en douceur, et même trouver un moment un peu plus tard pour faire mes exercices sur le tapis.

Il est parfois avisé de s'en tenir à un programme modeste et d'y aller tout doucement. Vous pourrez toujours monter en puissance par la suite. Cela vaut mieux que de vous imposer d'entrée de jeu des objectifs trop ambitieux que vous devrez abandonner, faute de temps et de forces. En revanche, vous serez très contente de vous si vous réussissez à démarrer la journée en pratiquant la respiration consciente dans votre lit et si, en plus, vous parvenez à faire vos exercices de rééducation en position allongée ou assise. C'est bien plus que ce que la plupart des mamans réussissent à accomplir au jour le jour.

Nos habitudes respiratoires

Il suffit de prêter une attention particulière à notre respiration au cours de la journée pour constater que la fréquence et la profondeur de notre souffle varient en fonction des événements et de nos activités. Par exemple : vous accélérez l'allure avec bébé dans la poussette parce que vous avez un bus à prendre, ou il réclame à grands cris sa tétée, et vous êtes pressée de trouver un banc dans un coin tranquille du parc. Vos muscles ont besoin d'un apport supplémentaire en O_2 pour fournir en énergie les mini-usines cellulaires que sont les mitochondries. Résultat : vos rythmes respiratoire et cardiaque s'accélèrent. Et quand nous ne sommes pas habitués à marcher d'un bon pas, nous sommes vite à bout de souffle.

La respiration ne se modifie pas seulement lors d'une activité physique ; c'est également le cas lorsque notre psychisme affronte certains enjeux. Est-on crispée parce que, malgré tous nos efforts, Bébé continue à hurler ? On respire à peine. Si l'on se fait une frayeur parce que l'on vient de dormir quatre heures d'affilée sans que résonne le moindre vagissement, on aura tendance à retenir son souffle jusqu'à ce qu'il soit évident que Bébé va bien. Enfin, notre rythme respiratoire s'accélérera automatiquement – et sans que nous en ayons conscience – tellement nous sommes ravies que Bébé commence à se retourner tout seul dans son lit.

Voilà comment **chaque être humain développe ses propres schémas respiratoires** jusqu'à en faire une habitude tout au long de sa vie. Le corps se branche sur des fréquences respiratoires bien précises, en fonction des situations que nous vivons. Si l'on se détend sur un canapé en sachant que notre enfant dort et que cela annonce quelques heures de repos, on pousse un gros soupir ; la quiétude s'installe. Mais qu'en est-il du quotidien avec Bébé ?

▸ Exemple d'une maman qui a suivi nos cours

Avant de tomber enceinte, Sabine occupait un poste dans un bureau. Ce travail la plongeait dans le stress et elle passait en plus de longues heures assise devant son ordinateur. Comme elle se tenait très mal, elle s'était habituée à une respiration superficielle. Sa posture dos voûté, comme pour se protéger, était le signe que, inconsciemment, elle désirait se mettre à l'abri de tout ce qui l'agressait. Précisons qu'elle évoluait dans un milieu masculin et que personne ne prenait de gants pour communiquer. Qui plus est, elle travaillait sous pression : elle devait boucler ses présentations dans des délais très serrés. Autant dire qu'elle avait toujours peur de ne pas être dans les temps. Or, dès que ses présentations étaient prêtes, elle se redressait sur son fauteuil et prenait une longue inspiration. Une fois libérée de la pression, elle se sentait un peu mieux et se permettait une posture plus détendue. Mais à la seule pensée de devoir commenter sa présentation devant ses collègues, elle était à nouveau complètement sur les nerfs. Résultat, elle se recroquevillait à nouveau sur elle-même pour passer en revue ce qu'elle avait écrit.

Voyons comment Sabine réagit au niveau respiratoire : son maintien buste penché vers l'avant témoigne peut-être de sa **peur de ne pas être à la hauteur**, les délais à respecter sont source de stress, et visiblement, elle est repliée sur elle-même. Résultat, elle respire mal et de façon superficielle. Son attitude corporelle trahit son besoin de se protéger de toute agression émotionnelle, au cas où sa présentation ne rencontrerait pas le succès. Elle se met à l'abri en adoptant une posture physique censée la protéger de ce qui pourrait la blesser. Chez elle, le stress est devenu synonyme de souffle court.

Quand Sabine est devenue maman, c'est devenu l'inverse ; c'est le schéma respiratoire « souffle court » qui a déclenché le stress. Explications : au cours d'une promenade en ville, la voilà prise au dépourvu parce que son nouveau-né lui réclame subitement le sein. Réfugiée dans le coin bébé d'un grand magasin, Sabine se met à l'allaiter, dos voûté, comme au bureau. Un peu sonnée après une nuit agitée, elle est en petite forme. Le fait est qu'elle ne se sent pas très bien, elle est d'ailleurs recroquevillée sur elle-même ; une posture aussitôt détectée comme un signal pour se brancher sur un mode respiratoire qui lui est familier, le souffle court. Son cerveau, pendant ce temps, a établi un lien avec d'autres expériences de ce type en émettant un signal d'alarme grâce à des neurotransmetteurs, afin de lui faire savoir que cette situation peut s'avérer dangereuse et que, par conséquent, elle serait avisée de se couper de ses émotions pour éviter toute agression. Qui plus est, le phénomène est amplifié par son état d'esprit, lequel est indissociable d'une respiration courte. Sabine se sent stressée sans savoir pourquoi. En même temps, elle se demande si elle tourne bien rond : elle aime bien allaiter, mais certains jours, c'est loin d'être simple. Elle va jusqu'à imaginer que l'allaitement pourrait devenir réellement problématique, et la voilà à nouveau confrontée à la peur de n'être pas à la hauteur, sentiment déjà éprouvé par le passé à la perspective de devoir commenter ses présentations. Comme Sabine veut tout ce qu'il y a de mieux pour son bébé, elle s'efforce de viser le sans-faute. Et la voilà qui se sent sous pression. Tout ce qu'elle désire maintenant, c'est rentrer chez elle, mais elle doit ronger son frein, la durée de la tétée ne dépend pas d'elle. Or, le stress ne fait pas bon ménage avec l'allaitement.

Grâce au yoga, Sabine a appris à observer son souffle au travers de différentes postures et à se concentrer sur la respiration profonde. Résultat, son schéma respiratoire s'est modifié de lui-même. Maintenant, elle sait que si elle se met à respirer superficiellement, cela affecte son état d'esprit, notamment quand elle allaite. Auquel cas, elle inverse aussitôt la vapeur en prenant soin de respirer calmement et profondément et cela l'aide à garder calme et sérénité.

L'exemple de Sabine est révélateur ; **notre façon de respirer peut être influencée par des stimuli extérieurs, mais elle peut aussi influencer notre état d'esprit**. Les deux phénomènes sont possibles. Or il suffit de prendre conscience de nos mécanismes respiratoires pour les utiliser à notre avantage. Et cela, grâce à des exercices et autres techniques respiratoires qui s'avèrent libérateurs. **La respiration abdominale, qui est une technique de respiration profonde, permet de s'apaiser et de se détendre.** Mais il ne tient qu'à nous d'être attentifs aux situations qui ont l'art de nous stresser, afin d'y remédier dès les premiers signes. Par contre, si l'on se laisse envahir par une vague de stress, il est plus difficile de s'en libérer rapidement, et on se retrouve bien vite impuissante à briser les réactions en chaîne qui s'ensuivent, surtout quand on est dans un état de grande fatigue.

Prenez le temps d'observer vos réactions et vous constaterez rapidement quelles sont les situations qui vous font sortir de vos gonds, et dans quelles circonstances la moindre peccadille vous stresse. Dès que c'est le cas, suivez notre conseil : pensez immédiatement à vérifier votre manière de respirer. Ce faisant, vous allez probablement vous brancher sur votre propre « alerte respiration antistress ». Si vous y arrivez, faites quelques respirations lentes et profondes avec le ventre en ayant pris le temps de vous asseoir dans une position détendue, dos bien droit. Respirez ainsi une à deux minutes. Vous allez assister à un miracle : malgré le stress, vous vous sentirez plus calme et sereine.

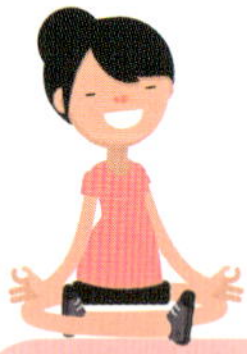

Conseil de yogi

Lors de la tétée ou toute autre activité du quotidien, surveillez votre respiration. Quand vous allaitez, veillez à adopter une position confortable, que vous soyez assise ou allongée, sans creuser la poitrine. Voyez vos pensées défiler, respirez profondément et calmement. Vous pouvez faire du yoga mental dans toutes les situations du quotidien, il suffit de respirer calmement en maintenant votre dos bien droit.

Le rôle de la respiration en yoga

Ne vous en faites pas si vous n'arrivez pas à prendre conscience de votre posture corporelle dans la vie de tous les jours. Il n'est pas évident de s'observer soi-même, et je comprends parfaitement que cela relève du défi quand on se sent pour le moins débordée. **L'introspection est un outil destiné à vous aider** et non à vous stresser davantage. Votre schéma respiratoire va se transformer de lui-même, ne serait-ce qu'au travers de votre pratique du yoga, en apprenant à respirer calmement et profondément au travers des différentes postures.

Lorsque vous pratiquez, observez simplement votre respiration, histoire de constater si un exercice vous demande des efforts normaux ou s'il vous fatigue *outre mesure*. Votre souffle devrait être calme et régulier. S'il s'accélère, veillez à rétablir un rythme régulier en respirant profondément. De toute façon, si l'exercice s'avère trop exigeant – autant pour votre corps que pour votre esprit –, vous réagirez en retenant votre souffle, ce qui risque de vous empêcher de respirer régulièrement. Ce sera le signe que vous avez tout intérêt à modifier l'exercice.

En veillant à maintenir un souffle profond et régulier tout au long des postures, nous pouvons transcender la plupart des schémas respiratoires que nous avons mis en place dans le passé. En effet, **chaque asana, ou exercice de yoga, peut déclencher en nous une réaction émotionnelle**. La plupart des adeptes du yoga ont une posture préférée. La mienne est celle du cygne. Je pourrais tenir cette posture des heures durant tellement je me sens bien ; mon mari, lui, est loin de l'apprécier. Quand je fais le cygne, je passe automatiquement à une respiration profonde et calme. Holger, quant à lui, s'agite et devient nerveux. Résultat : son rythme respiratoire s'accélère. Et pourtant c'est exactement l'exercice qu'il lui faut car ainsi, il peut s'entraîner à respirer calmement par le ventre dans une posture qu'il trouve inconfortable. Ce sont justement les postures génératrices de détente qu'il trouve pénibles à tenir. Alors qu'en ce qui me concerne j'éprouve toujours de la difficulté à faire les exercices qui exigent de la force physique. Cela se manifeste par une respiration plus rapide. Par exemple, je n'aime pas trop la pose de la planche dans la salutation au soleil, car très vite, je sens l'inconfort me gagner. Ainsi, le terrain sur lequel je dois m'entraîner est la planche, pour apprendre à rester posée même si cela s'avère laborieux. D'où l'intérêt de choisir des exercices qui sont source d'inconfort : ceux-là précisément peuvent nous aider à nous défaire de certains schémas réactionnels.

Quand c'est chose faite, la sensation positive qui en résulte se répercute immédiatement sur la vie de tous les jours. **Si je me trouve dans une situation désagréable, il me suffit de respirer profondément en conscience pour que tous les sentiments négatifs qui vont de pair avec cette situation se dissolvent**, exactement de la même manière que lorsque je fais la planche et que je me focalise sur ma respiration. Or, une maman est souvent confrontée à des situations qui, d'un point de vue émotionnel, relèvent du défi. Un enfant sait très bien s'y prendre pour détecter des failles maternelles, dont la principale intéressée ignorait jusqu'à l'existence. Conclusion, on peut se laisser gagner par le stress avec le sentiment d'être un jouet malmené par la vie au gré des pépins qui nous tombent dessus ; mais on peut tout aussi bien relever le défi et se servir du yoga pour changer durablement les vieux schémas réactionnels qui sont ancrés en nous.

Res-pi-rez ! Exercices pratiques à faire chez soi ou à l'extérieur

Vous pouvez faire les deux exercices de respirations suivants chez vous mais aussi à l'extérieur – dans le bus, dans un salon de thé ou assise sur un banc, dans un parc. Un lieu où vous avez en tout cas la possibilité d'être assise quelques minutes sans être dérangée.

▸ La respiration par le ventre

L'exercice qui suit détend l'esprit et permet **d'évacuer la tension du corps**. Le temps de quelques respirations, vous serez présente à vous-même. Vous allez **vous réapproprier votre ressenti intérieur** ; de quoi vous permettre de retrouver calme, sensation de détente et sérénité. La respiration abdominale, par sa profondeur, vous procure la même sensation physique que lorsque vous vous jetez dans votre canapé en poussant un profond soupir de soulagement après une journée épuisante.

La respiration abdominale Exercices pratiques

- Asseyez-vous de façon à avoir le dos bien droit, directement sur le sol, sur un coussin ou sur une chaise. Veillez à ne pas vous adosser à un quelconque support car ce qui importe, c'est de vous redresser à partir de la colonne vertébrale, de sorte que votre sternum bascule vers le haut, épaules bien détendues.
- Posez vos deux mains sur le ventre, juste en dessous du nombril. (Vous pouvez aussi pratiquer avec une seule main ou aucune des deux). Fermez les yeux si vous en avez envie.
- Maintenant, prenez une longue respiration par le ventre, expirez lentement la totalité de ce que vous avez inspiré. L'inspiration doit être tellement profonde que vous devez sentir votre paroi abdominale se soulever jusqu'à adhérer à vos mains. Lors de l'expiration, sentez comme elle se rétracte. Observez la douce fluidité qui accompagne ce mouvement. Si vous aimez la mer, imaginez une vague qui se dépose sur la grève, puis se retire. Votre ventre fait de même avec votre souffle, tout en douceur. Telle une vague, il va et il vient, il va et il vient…
- Lors de chaque expiration, sentez vos épaules se détendre davantage, laissez-les s'incliner un peu plus vers l'arrière, la tension intérieure est en train de se relâcher.
- Observez votre souffle, suivez l'air qui pénètre dans votre nez ; peut-être le sentez-vous frôler vos narines. Votre souffle poursuit son chemin dans le pharynx vers vos poumons, qui se mettent à gonfler. Puis c'est au tour de votre ventre de se gonfler, votre nombril est saillant. À l'expiration, le souffle prend le chemin inverse avant de reprendre son cycle du nez au nombril et du nombril au nez. Permettez à votre attention de suivre cet itinéraire du nez au nombril, aller et retour.
- Faites l'exercice quelques minutes puis revenez à un rythme respiratoire normal. Vous pouvez ouvrir les yeux.

Nadi Shodhana – la respiration alternée

Vous avez peut-être déjà entendu parler de la respiration alternée, appelée Nadi Shodhana ou encore Anuloma Viloma. La respiration alternée fait partie des exercices classiques de respiration du pranayama ou yoga respiratoire. Traditionnellement, le pranayama se définit comme un ensemble d'exercices liés à la maîtrise du souffle, ce qui le distingue des asanas ou postures de yoga. Il n'a donc rien à voir avec la respiration en conscience associée à la pratique des asanas. La respiration ujjayi est l'une des rares techniques du pranayama qui peut être utilisée dans la pratique des asanas. La respiration alternée augmente la capacité pulmonaire, laquelle joue un rôle dans la maîtrise du souffle. De plus, la respiration alternée favorise la concentration, elle ouvre aussi la porte sur davantage de calme et de force quand on est dans un état de grande fatigue. Sur un plan énergétique, elle nettoie les canaux praniques : **l'énergie vitale circule mieux**. Veillez cependant à ne pas pratiquer la respiration alternée en cas de fièvre, de rhume ou d'infection grippale.

La respiration alternée favorise la concentration.

La respiration alternée mise en pratique

- Asseyez-vous de façon à avoir le dos bien droit. Respirez profondément. Continuez à respirer par le ventre, le temps de vous sentir plus calme et d'avoir un souffle régulier, puis commencez l'exercice.
- Laissez reposer votre main gauche en coupe sur vos cuisses. Pliez l'index et le majeur de la main droite, les autres doigts – pouce, annulaire et petit doigt – restent tendus. C'est Vishnu Mudra.
- Approchez la main droite pour la mettre face à votre nez. À l'aide du pouce, fermez la narine droite et respirez par la narine gauche en maintenant la pose 3 ou 4 secondes.
- À l'aide de votre annulaire, bouchez maintenant votre narine gauche et respirez par celle de droite pendant 3 ou 4 secondes.
- À présent, prenez une inspiration par la narine droite sur 3 ou 4 secondes.
- Bouchez-la et dégagez celle de gauche, puis expirez l'air sur 3 ou 4 secondes.
- Recommencez un cycle respiratoire entier. Selon vos besoins, vous pouvez le réitérer entre 5 et 10 fois.

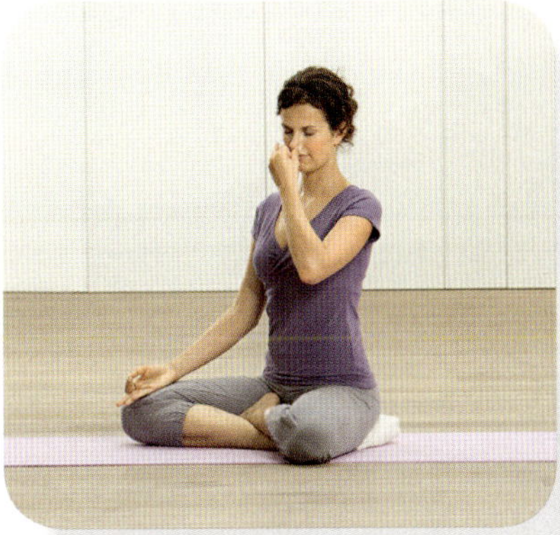

▸ Pranayama Ujjayi – le souffle océanique ou souffle victorieux

L'exercice qui suit aide à retrouver le calme dans nos pensées, en conscience. Faites l'expérience de la respiration ujjayi et vous allez constater qu'il vous sera impossible de vous concentrer sur autre chose que sur votre souffle : balayées, envolées toutes les pensées liées à la lessive, aux tâches domestiques et autres impératifs du quotidien. Cet exercice est un allié précieux pour vous mettre en mode « pause ». En effet, à force de l'abreuver sans arrêt, notre esprit est tel un récipient qui, trop plein, finit par déborder. Cet exercice est l'outil idéal pour le vider. Vous pourrez le pratiquer assise ou debout, ou même lors d'une séance de yoga, car cette technique de respiration permet de mieux se concentrer et de faire le plein d'énergie.

À force de l'abreuver sans arrêt, notre esprit est tel un récipient qui, trop plein, finit par déborder.

La respiration Ujjavi mise en pratique

- Asseyez-vous, dos bien droit. Respirez profondément. Continuez à respirer par le ventre, le temps de vous sentir plus calme et d'avoir un souffle régulier, puis démarrez l'exercice.
- Ouvrez très légèrement la bouche et expirez de l'air comme pour embuer un miroir. Cela provoque un rétrécissement de votre trachée, comme lorsque vous chuchotez. Vous remarquerez qu'un très léger « haaaa » accompagne votre inspiration. Recommencez plusieurs fois.
- Essayez maintenant de prolonger ce « haaaa » très doux en passant à l'inspiration. Veillez cependant à ne pas trop rétrécir votre trachée, vous pourriez manquer d'air. Faites en sorte de pouvoir continuer à inspirer et expirer correctement. Recommencez plusieurs fois de façon à vous familiariser davantage avec cette pratique.
- Mobilisez maintenant votre ventre dans la région en dessous du nombril : imaginez que vous avez enfilé un jean trop étroit et que vous devez réussir à remonter la fermeture Éclair. Cela vous oblige à respirer davantage avec la cage thoracique. Si vous maîtrisez mieux le « haaa », vous pouvez fermer la bouche et faire circuler l'air par le nez. Votre trachée est toujours rétrécie et vous avez à l'oreille le son très doux produit par votre souffle. Ce son, c'est ce que l'on appelle le « son ujjayi ». Il suffit de se concentrer dessus pour que s'évanouissent instantanément toutes les pensées liées au quotidien et restaurer le calme intérieur.

5. Une question d'énergie

« Je me sens vidée. » Qui n'a jamais entendu un tel constat ? Nous sommes toutes capables de sentir si nous manquons d'énergie ou pas. Idem pour la sensation de détente : quand on vous dit « je me sens hypertendue », il peut s'agir de contractures localisées dans la nuque, voire dans tout le corps. Un mental trop actif, des inquiétudes et pensées liées au bébé peuvent engendrer des tensions internes et une sensation diffuse de crispation.

Ce *Yoga postgrossesse* aborde la manière de **restituer au corps son énergie** en lui procurant de la détente. **Le yoga permet de rééquilibrer la circulation d'**énergie lorsqu'elle est la proie de désordres occasionnés par le quotidien et par là même, de la rapatrier là où elle est en déficit dans le corps. Les exercices servent à faire circuler l'énergie en un flot régulier qui se dépose sur les régions du corps qui ont souffert ou qui ont été « lessivées » par la grossesse et l'accouchement. Parallèlement, il s'agit de ramener le calme dans la foultitude de préoccupations engendrées par le quotidien, et là encore, de rétablir l'équilibre au niveau du psychisme. Résultat, **corps et esprit sont alimentés par une belle harmonie énergétique** qui permet au bien-être général de s'installer.

Quelle est la raison principale de la perte rapide d'énergie après un accouchement ? En fait, le corps ne saurait accomplir plus grand exploit que la mise au monde d'un bébé, et à cela vient s'ajouter toute l'énergie réquisitionnée auparavant pour couvrir les besoins du ventre maternel qui est ainsi éliminée (voir p. 42). Si vous vous sentez encore complètement vidée des mois après l'accouchement, cela signifie que vous n'avez pas reconstitué les réserves d'énergie évacuées à ce moment. Cela signifie aussi sans doute que vous n'arrivez pas à conserver celle que vous avez encore en vous, et que vous perdez le peu qu'il vous reste quand vous en avez à nouveau. Certes, le yoga permet de se reconstituer en énergie, mais si l'on néglige une région du corps qui, justement, sert à la retenir, il y a peu de chances de retrouver un niveau de forme conséquent. Donc, même si sur le plan physique, le corps semble être de retour à la « normale », c'est loin d'être le cas sur un plan énergétique. S'il y a une région de notre corps qui est considérablement pénalisée par la perte d'énergie, c'est bien le périnée.

Perte d'énergie, bonjour les dégâts !

Comme nous l'avons déjà vu, il faut du temps après la naissance d'un bébé pour stabiliser son niveau d'énergie. Si, lors des séances de rééducation périnéale, on passe la moitié de son temps à allaiter – ou si l'on fait l'impasse sur ces séances –, on manque l'opportunité de renforcer son périnée, un muscle qui a une influence considérable sur l'harmonisation du système énergétique, laquelle est primordiale pour notre bien-être. Sans doute vous demandez-vous ce que vos muscles ont à voir avec votre bilan énergétique. Laissez-nous vous en expliquer les tenants et les aboutissants. Même si vous avez déjà eu plusieurs enfants sans pour autant recourir à la rééducation, soyez sans crainte, vous pouvez vous rattraper, il suffit de prendre le temps. Faites simplement vôtre la déclaration suivante :

> *Quel que soit l'état dans lequel je me trouve, je sais que je suis sur la bonne voie pour retrouver à la fois énergie et décontraction.*

Le prana, notre énergie vitale

L'ayurvéda et le yoga nous ont légué un enseignement sur les énergies qui date d'il y a quelque cinq mille ans. La médecine ayurvédique décrit avec précision les courants subtils d'énergie qui parcourent notre corps. Ces derniers sont en lien avec divers domaines du corps. En général, ces courants d'énergie sont rassemblés sous le terme de *prana*, que l'on peut résumer par « énergie vitale ». Cette énergie est **source de vitalité chez chaque être vivant**. Nous nous approvisionnons en prana par la respiration et la nourriture, l'énergie vitale ainsi absorbée se répartit dans le corps par nos méridiens.

▸ Les vayus

Le prana se décline en cinq vayus, courants énergétiques qui véhiculent la force vitale dans le corps. D'après la science ayurvédique, le corps physique ne saurait se suffire à lui-même pour fonctionner ; il a besoin de prana pour être en vie. L'énergie entre dans notre corps par le souffle, régule les fonctions du corps et quitte le corps de différentes manières. *Vayu* signifie « vent », il symbolise l'énergie liée au souffle.

Suite à leur grossesse, beaucoup de mamans déplorent leur manque d'énergie et de dynamisme. Si les scientifiques peuvent expliquer une partie du phénomène, ils ne parviennent pas à le faire en totalité. D'où nos recherches sur des exercices de yoga en période postnatale pour remédier à la perte d'énergie que celle-ci induit et nos conclusions, qui se sont révélées très éclairantes. Grâce à un yoga adapté à l'après-grossesse, les **asanas** aident, sur un plan physique, à **stabiliser le corps et favorisent le retour à un état de détente** ; les courants d'énergie que sont les vayus se rétablissent sur un plan énergétique. Processus au cours duquel chaque vayu joue aussi un rôle bien précis selon la région du corps qu'il régit.

1. Prana Vayu

Prana Vayu est localisé dans la région du cerveau, c'est une énergie qui circule de haut en bas. De Prana Vayu dépendent le système nerveux et l'intellect. Par ailleurs, c'est lui qui, en matière de respiration, régule l'inspiration ainsi que le processus de déglutition. **C'est grâce à ce prana que les énergies sont invitées à entrer dans le corps.** Prana Vayu est également responsable de la répartition de l'énergie dans le corps. Si Prana Vayu est négligé, c'est Apana Vayu qui récupère toute l'énergie (voir vayu n°5) : cela peut désorganiser la répartition des énergies et se traduire par la sensation d'être en déséquilibre, ou de ne pas vraiment être présent à soi-même. Beaucoup de mamans nous racontent qu'elles ne « se sentent » pas vraiment elles-mêmes. Elles n'ont plus la même perception de leur corps, qui leur semble alors peu harmonieux. En rééquilibrant Prana Vayu grâce au yoga, elles ont la sensation de se retrouver et de renouer avec la sérénité. La posture de la salutation au soleil est d'ailleurs particulièrement indiquée pour réharmoniser l'énergie (voir p. 128).

2. Vyana Vayu

Vyana Vayu se situe au niveau du cœur et agit en rayonnant dans l'ensemble du corps. Il régit le système circulatoire et joue aussi un rôle au niveau de la musculature et de la mobilité. Quand Vyana Vayu est insuffisamment alimenté en énergie, nous sommes à la merci de « coups de mou » et de troubles circulatoires. Quand ces derniers se manifestent en cours de grossesse, c'est peut-être signe qu'Apana Vayu détourne l'énergie pour la diriger vers le bas au détriment de Vyana Vayu. Il n'est pas rare de voir des mamans qui, à peine arrivées au cours de yoga avec leur bébé, éprouvent le besoin de s'asseoir à cause de troubles circulatoires. Or, il suffit de **procéder à un rééquilibrage harmonieux pour stabiliser le système circulatoire** et gommer la sensation de fatigue : en dirigeant l'énergie vers le haut, on se recharge en énergie et on se sent nettement plus alerte. D'où l'intérêt des postures de yoga qui font travailler la force ainsi que l'équilibre : rien de tel pour diriger l'énergie à nouveau vers le haut et relancer le système circulatoire.

3. Samana Vayu

Lové dans la région du ventre, Samana Vayu interagit avec l'intestin grêle. Ainsi, il intervient aussi dans le processus de digestion. Si Samana Vayu n'est pas fonctionnel, des troubles de la digestion peuvent surgir pendant la grossesse. De nombreuses femmes enceintes sont confrontées à des désagréments tels que les remontées acides ou une sensation de pesanteur dans l'estomac. Des difficultés peuvent également surgir pour digérer certains aliments, voire des intolérances alimentaires. Là encore, le yoga peut s'avérer une aide précieuse pour rétablir le bon fonctionnement du tractus digestif. En l'occurrence, nous recommandons des exercices de flexion avant et arrière, complétés par des postures en torsion.

4. Udana Vayu

Ce vayu se trouve au niveau du cou, et s'il régit l'expression orale et l'énergie liée à la volonté, il est également rattaché à l'accomplissement et à la mémoire. Quand Udana Vayu se bloque au profit d'Apana Vayu, la femme enceinte peut être sujette à des épisodes de confusion – un grand classique du genre, où l'étourderie le dispute aux trous de mémoire. Ce phénomène est souvent évoqué par nos stagiaires : elles se disent un peu « dispersées » et se demandent si tout va bien. Soyez rassurées mesdames, ceci est parfaitement normal. Sachez en outre que cet état peut perdurer quelque temps après avoir accouché. Il n'est cependant pas uniquement lié à votre récente maternité ou au manque de sommeil, il s'explique aussi par le fait que la circulation d'Udana Vayu n'est pas encore complètement rétablie. Là encore, **le yoga permet d'y voir plus clair, de faire preuve d'une plus grande clairvoyance**, d'ailleurs il améliore même l'acuité visuelle. Des exercices favorisant la concentration et la détente peuvent également aider à rééquilibrer les flux d'énergie. Autre outil, la méditation, source de détente pour l'esprit : elle permet de retrouver le calme mental en agissant sur nos pensées. La méditation ne se pratique pas forcément en position assise, on peut tout à fait méditer alors que l'on est en mouvement, et notamment en faisant du **yoga**, **une façon de libérer de l'espace pour recevoir encore plus d'énergie**.

Si la fluidité d'Udana Vayu ne s'est pas encore complètement rétablie, n'hésitez pas à recourir à la méditation ainsi qu'à des exercices qui favorisent la concentration et la détente, cela vous aidera à rééquilibrer vos énergies.

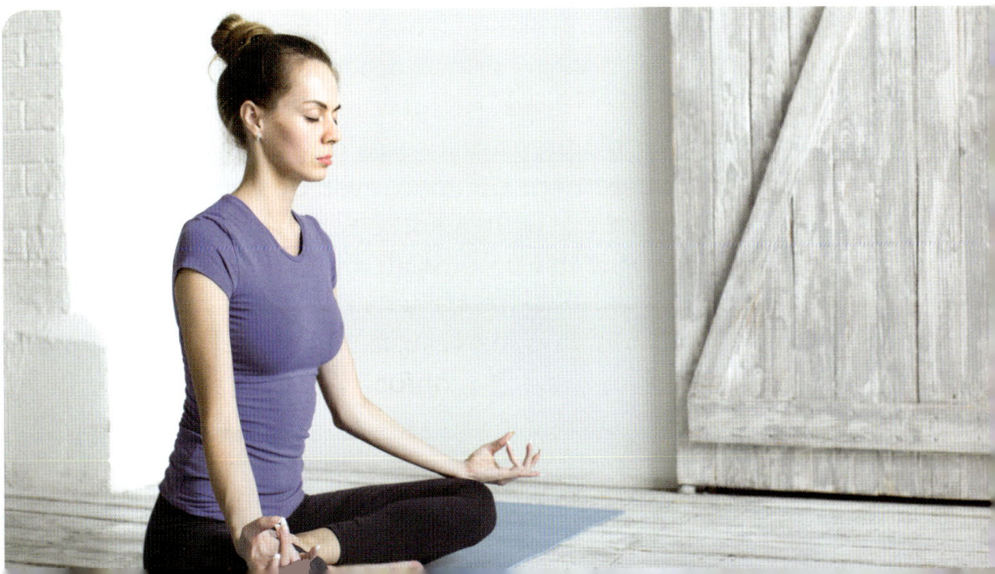

5. Apana Vayu

Ce dernier vayu gère l'ensemble de la région du ventre, il est en corrélation avec tout ce que le corps doit évacuer vers le bas – selles et urine –, et notamment avec la phase de délivrance lors de l'accouchement. **Or, pour bien fonctionner, Apana Vayu détourne les énergies au détriment des autres vayus, et cela tout au long de la grossesse.** Un chamboulement qui, neuf mois durant, affecte donc la relation entre les vayus. Comme l'énergie accumulée lors de la grossesse est évacuée à l'accouchement, Apana Vayu accuse un gros déficit en la matière – ainsi que la totalité du corps, qui voit son niveau d'énergie chuter. Cela met à mal nos cinq courants d'énergie vitale et pèse durablement sur notre niveau énergétique. Les yogis n'exagèrent pas lorsqu'ils parlent de la naissance comme « un processus au cours duquel le corps subit la plus grosse perte d'énergie qui soit ».

Au cours de la période qui suit la naissance, le corps a besoin d'énormément de repos ; d'où la nécessité d'un rééquilibrage énergétique à travers le yoga qui peut faire des miracles comme en atteste le bien-être qu'il procure à la jeune accouchée. Il faut cependant veiller à ne pas en faire trop : le corps a lui aussi besoin d'énergie pour permettre aux vayus d'interagir à nouveau entre eux de façon harmonieuse. Si une femme se remet au sport trop tôt, elle prive son corps de l'énergie dont il a besoin ; **récupérer tout son potentiel énergétique, jusqu'à ce qu'il soit bien rééquilibré**, peut parfois prendre jusqu'à deux ans. En revanche, si on fait régulièrement du yoga, avec des exercices adaptés, on permet petit à petit à son système énergétique de se reconstituer et d'être à nouveau en équilibre.

Reconstituer son capital énergétique

La pratique du yoga peut aider à remonter le niveau d'énergie du corps et à le maintenir, d'où l'importance de renforcer cette partie en nous qui a pour mission d'entretenir notre capital énergétique. Ce qui nous ramène au rôle essentiel joué par le périnée en la matière. Il est situé à un endroit de notre corps qui met en évidence le lien de cause à effet entre la délivrance et la perte d'énergie qui en résulte. Le périnée est comme un sésame – ou une porte – qui s'ouvre en grand lors de la naissance. Si par la suite il reste distendu, il sera entrebâillé en permanence. On aura alors beau absorber de l'énergie, celle-ci ne pourra se répandre dans le corps, étant donné qu'elle « fuira » par cet entrebâillement.

Quand leur attention n'est pas monopolisée par leur bébé, beaucoup de mamans se focalisent sur la taille de leurs jeans, leur poids et autres problématiques liées à leur apparence. Alors même que tout repose, à notre avis, sur notre système énergétique. Par exemple, quand on est en déséquilibre sur le plan énergétique, il n'est pas possible de perdre du poids : c'est si vite arrivé de compenser la disharmonie énergétique en donnant satisfaction à nos fringales… Une réaction somme toute logique puisque l'alimentation nous procure l'énergie vitale dont nous avons besoin. De même, faire de l'exercice régulièrement peut s'avérer impossible, faute d'énergie. Si la cause de ces problèmes reste indéterminée, on se contentera de traiter les symptômes qui se manifestent. Donc si vous décidez de remettre votre périnée en état, **faites confiance au yoga pour vous aider à harmoniser votre système énergétique**, vous constaterez que **vos troubles disparaîtront d'eux-mêmes**.

Compenser la perte d'énergie par la nourriture

D'après l'enseignement ayurvédique, certains aliments sont plus indiqués que d'autres pour augmenter l'énergie vitale qu'est le prana. Le type d'aliments à consommer ainsi que la manière de les préparer sont établis en fonction du métabolisme de chacun. En règle générale, l'on considère que plus un aliment est frais - avec un temps d'acheminement forcément réduit - plus il est riche en énergie et donc, plus il nous apporte d'énergie vitale lorsque nous l'ingérons.

À l'inverse, nous devrions complètement cesser de consommer les plats préparés par l'industrie alimentaire car ils contiennent des additifs artificiels.

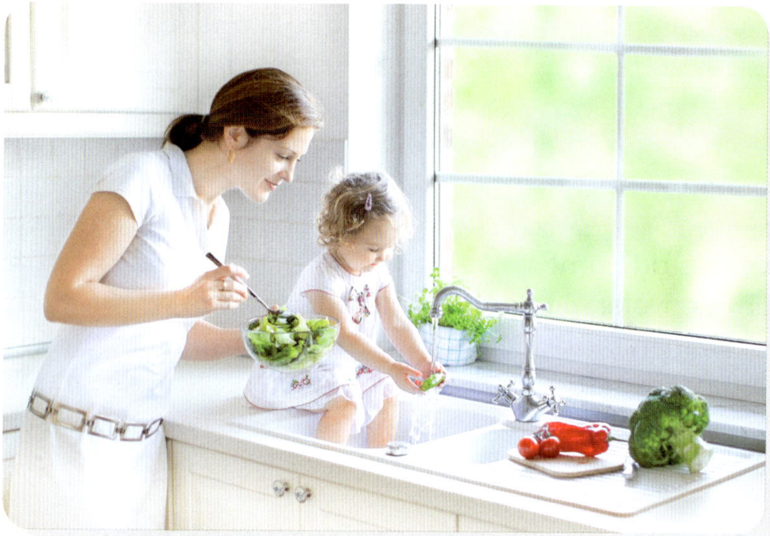

Les bandhas, une voie royale pour activer l'énergie

Nous sommes pourvus de « verrous énergétiques », connus en yoga sous le terme de bandhas. *Bandha* signifie littéralement « verrou » ou « sceau ». Ils nous aident à conserver et diffuser l'énergie en nous. C'est en sollicitant certains muscles que nous pouvons activer ces verrous dans le corps.

Certes, les asanas et exercices respiratoires sont d'une aide précieuse pour faire venir à soi et harmoniser l'énergie dont le corps a besoin. Mais en activant nos bandhas, nous pouvons l'emmagasiner et la diriger jusqu'au-dessus de la tête, là où se trouve notre couronne. L'énergie qui se diffuse ainsi dans tout le corps se charge de dissoudre les tensions internes et nous aide à renouer avec la détente et la sérénité, ce qui influe très positivement sur notre quotidien. Sans oublier que le corps en bénéficie pleinement lui aussi car il **gagne en stabilité, en force, et retrouve un bon maintien.**

Retenons l'existence de trois bandhas, très importants en yoga :
1. **Mula Bandha** qui siège tout en bas de la colonne vertébrale, il s'active par le biais du troisième plan musculaire du périnée ;
2. **Uddiyana Bandha** qui est situé à deux centimètres en dessous du nombril, il s'active automatiquement quand on fait « s'envoler » le périnée vers le haut ;
3. **Jalandhara Bandha** qui se trouve dans la région du menton ; il est souvent sollicité lors des exercices respiratoires.

▸ Mula Bandha – le verrou racine

Directement lié au troisième plan du périnée (voir p. 86), Mula Bandha est particulièrement important.

Mula signifie « racine » et *bandha*, « verrou ». Il s'agit donc ici d'**activer le verrou de la racine, de façon à ce que l'énergie absorbée** cesse de s'échapper par le bas. En principe, le périnée, déformé lors de la naissance, se remet en place de lui-même. Mais faute d'exercices appropriés, il reste distendu car il a perdu de sa tonicité. Et à chaque nouvel accouchement, il en perd un peu plus.

Dans le cas d'un périnée relâché après l'accouchement, la force musculaire ne suffit pas pour enclencher automatiquement l'engagement de Mula Bandha. Ce dernier, loin de fonctionner comme un verrou, sert d'ouverture, ce qui provoque la perte d'énergie par le siège. Mais si le périnée se renforce, se tonifie et retrouve son élasticité d'origine, il est à nouveau en mesure de conserver l'énergie emmagasinée dans le corps.

Si l'on active Mula Bandha régulièrement, c'est l'ensemble de l'organisme qui en bénéficie à différents niveaux. Grâce à lui :

- la colonne vertébrale lombaire gagne en stabilité ;
- le bassin remis en place permet de retrouver un bon maintien corporel ;
- l'énergie est libre de se diffuser dans l'ensemble du corps ;
- le soulagement de certains maux, comme les hémorroïdes, est manifeste ;
- le désir sexuel peut à nouveau se manifester ;
- il devient plus facile de soulever et de porter Bébé.

L'activation de Mula Bandha a lieu en sollicitant les muscles qui permettent de rapprocher le pubis du coccyx, fessier relâché. Imaginez-vous en train d'enfiler un jeans moulant, pourvu de deux fermetures éclair. Maintenant, tirez les deux fermetures éclair vers le haut. La tension que vous éprouvez correspond à l'activation de Mula Bandha.

▸ Uddiyana Bandha – la contraction de l'envol

Ce bandha sert à diriger l'énergie vers le haut. Quand ils l'évoquent, les yogis se réfèrent à l'énergie de la kundalini (voir encadré p. 77), lovée dans le chakra racine. Grâce à ce bandha, **l'énergie se répartit uniformément dans tout notre réseau énergétique.** Imaginez que vous faites couler de l'eau dans une fontaine. Comme cette fontaine est hermétique (activation de Mula Bandha), pas une goutte d'eau ne s'écoule par le bas de la vasque. Mais pour que l'eau puisse circuler de façon à rejaillir en un jet continu, il faut intervenir. Uddiyana Bandha est similaire à une pompe à eau car il sert à rediriger l'énergie vers le haut. On ne peut l'activer directement en engageant l'ensemble du périnée ; c'est son **plan profond** qu'il faut solliciter.

Uddiyana Bandha est source de nombreux bienfaits sur le plan physique. Il aide à :

- avoir un dos plus stable ;
- répartir l'énergie dans le corps ;
- stimuler la digestion ;
- masser les organes du ventre ;
- soulager les disques intervertébraux ;
- allonger la colonne vertébrale ;
- éviter les « coups de mou ».

Voici comment engager Uddiyana Bandha : lors de l'expiration, attirez la région de votre ventre qui se trouve à environ deux centimètres en dessous du nombril pour la faire rentrer vers l'intérieur en un mouvement ascendant. Pour mieux y arriver, penchez le buste vers l'avant tout en relâchant les épaules. Tenez ainsi jusqu'à ce que vous ressentiez le besoin d'inspirer à nouveau. Laissez aller toute tension, puis respirez à nouveau librement.

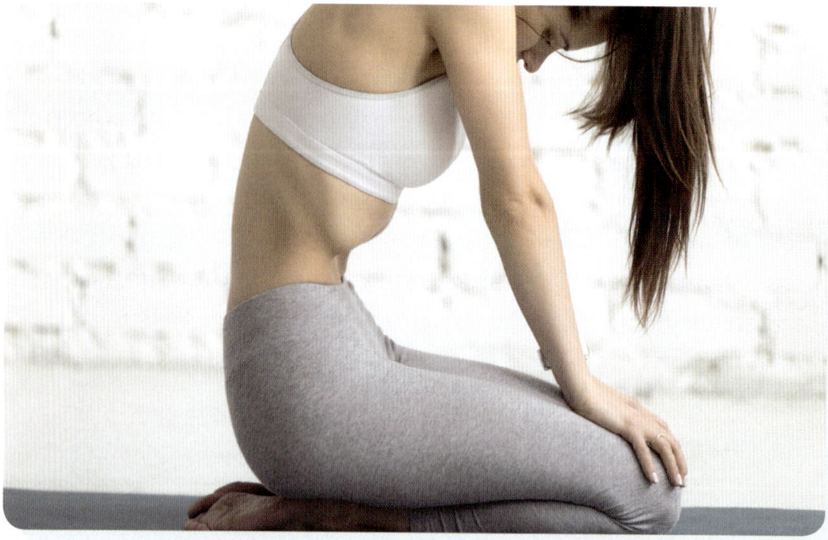

Uddiyana Bandha

L'énergie de la kundalini

En yoga, on évoque souvent l'énergie kundalini. Rattaché à la tradition tantrique – dans laquelle la sexualité joue un rôle pour le moins secondaire – le kundalini yoga trouve sa source en Inde. La kundalini désigne une force qui est lovée tout en bas de la colonne vertébrale de chacun d'entre nous. Symboliquement, on la représente comme un serpent enroulé sur lui-même ; c'est aussi ce qui caractérise son énergie. Certains stages de yoga proposent aux participants d'éveiller cette force en eux et de la faire monter progressivement le long de l'épine dorsale, de façon à ce qu'elle traverse les énergies subtiles de nos chakras, du chakra racine au chakra couronne. Quand cette énergie atteint le chakra couronne, l'Homme atteint l'unité avec la conscience cosmique et connaît la joie parfaite – autrement dit, l'illumination.

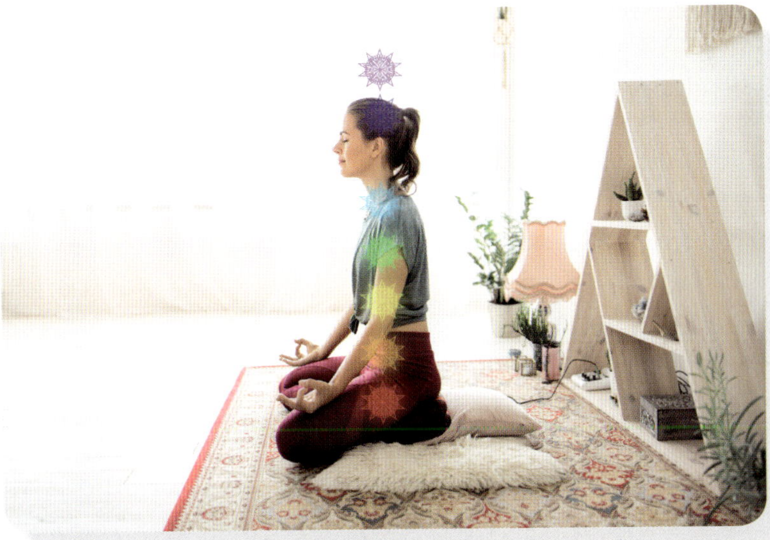

▸ Jalandhara Bandha

Ce bandha est utilisé essentiellement lors des exercices de respiration ou pour réaliser certains asanas. Mais si l'on a régulièrement recours au pranayama, le yoga du souffle, ce verrou énergétique est très important. On engage ce bandha en inclinant le menton vers le sternum tout en l'attirant vers le larynx. Cela **dissipe les tensions**, protège les vertèbres cervicales et permet d'allonger la nuque. De plus, on note un apaisement du rythme cardiaque. Cela dit, Jalandhara Bandha n'est pas un sujet essentiel au propos de ce livre.

▸ C'est en forgeant que l'on devient forgeron

Il faut un peu d'entraînement pour pouvoir maintenir les bandhas activés sur un laps de temps plus long, comme les exercices. Au début, on y arrive en réalisant des postures immobiles et non celles qui nécessitent un mouvement. De nombreux professeurs de yoga renoncent à introduire les bandhas dans leurs cours car c'est un sujet difficile à expliquer et à mettre en pratique au sein d'un groupe. Mais selon nous, il est fondamental de tenir compte des bandhas en yoga, indépendamment de la rééducation périnéale. Non seulement, **ils permettent au corps de se reconstituer en énergie, mais ils l'empêchent de se blesser**. Sans oublier qu'ils aident à garder la stabilité lors de nombreuses asanas. Peu importe la nature des exercices, grâce aux bandhas, la colonne vertébrale reste droite, ce qui évite d'adopter des postures dommageables, de se cambrer par exemple. À noter, les bandhas aident aussi le corps à dissiper les tensions et à se détendre lors des exercices d'étirement. C'est pourquoi vous êtes invitée à activer systématiquement vos bandhas – particulièrement celui du troisième plan du périnée – quand vous faites du yoga.

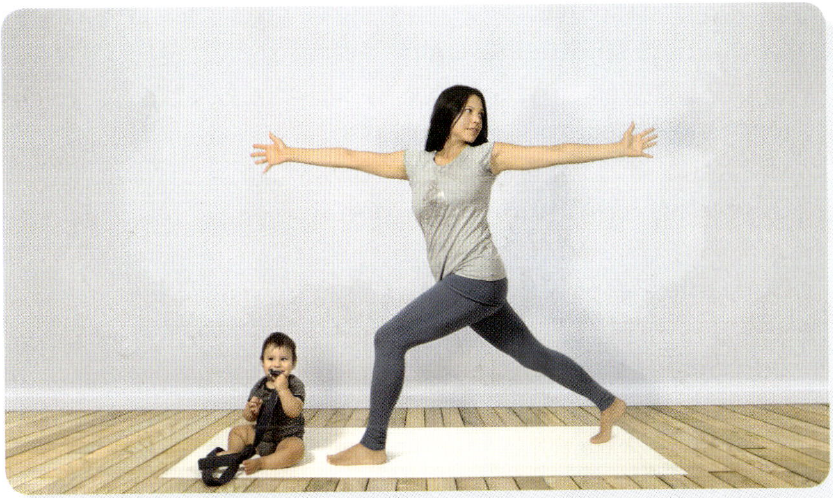

Il est plus facile d'activer les bandhas quand on réalise des postures que l'on peut tenir plus longtemps, comme celle du guerrier en torsion.

6. À quoi les chakras nous servent-ils ?

Chakra signifie littéralement « roue » ou « disque ». Par ce terme, on désigne les centres d'énergie du corps humain. Déployés de bas en haut tout au long de la colonne vertébrale, ils sont localisés au niveau du pubis, du nombril, du plexus solaire, du cœur, de la gorge, du front et de la couronne ; il s'agit là de nos sept centres énergétiques principaux, et ils sont tous reliés entre eux par des canaux d'énergie invisibles. Chacun de nos chakras régit un domaine qui lui est spécifique ; ils sont en lien avec des émotions extrêmement riches en nuances, correspondant à tous les domaines de la vie sur un plan énergétique. Elles sont par exemple en rapport avec des thèmes tels que **la confiance originelle, la conscience de soi, la créativité, le désir de vivre, la grandeur d'âme,** ainsi que **l'aptitude à communiquer et l'ouverture à la spiritualité.** Autant de sujets qui trouvent leur correspondance énergétique avec un chakra précis.

1. Le chakra couronne

Domaines : spiritualité, unité

2. Le chakra du front

Domaines : sixième sens, sagesse

3. Le chakra de la gorge

Domaines : communication, parole

4. Le chakra du cœur

Domaines : empathie, amour

5. Le chakra du plexus solaire

Domaines : émotions, appétit

6. Le chakra sacré

Domaines : créativité, instinct

7. Le chakra racine

Domaines : confiance en soi, conscience de ce que l'on est, stabilité, sécurité, instinct de survie.

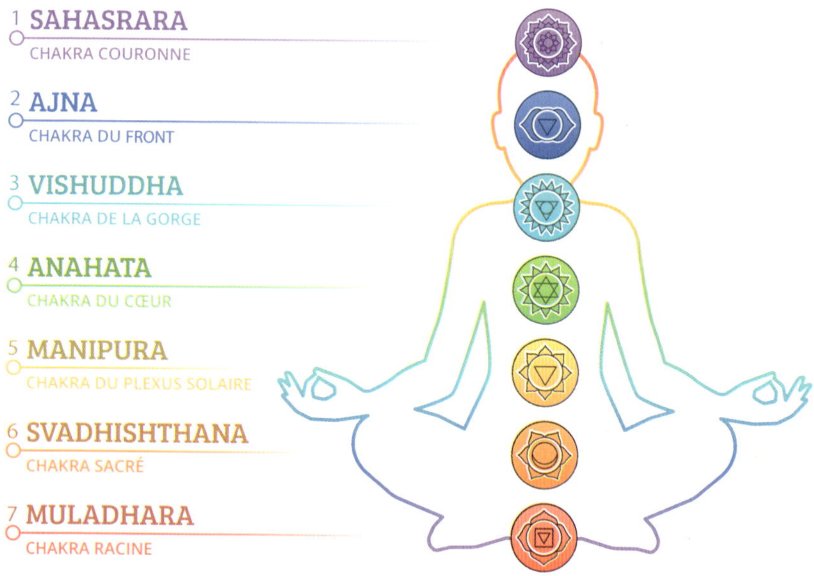

Notre état d'esprit est grandement lié au bon fonctionnement de nos chakras, qui peuvent « tourner » trop vite ou trop lentement. En équilibre sur le plan énergétique, tous nos centres d'énergie sont eux aussi en harmonie les uns avec les autres, résultat : nous nous sentons bien. Mais si un chakra est en déséquilibre suite à un choc émotionnel ou physique, tous les autres chakras en pâtissent, ainsi que le domaine de la vie en rapport avec le chakra.

Le chakra racine, dit Muladhara, a de nombreux points communs avec Mula Bandha, le verrou racine. Reportez-vous à l'illustration ci-dessous, et vous constaterez qu'il se trouve à la base de la colonne vertébrale, dans le bassin. Tout comme Mula Bandha, il est en corrélation directe avec le périnée, il est donc lui aussi impacté par la perte d'énergie qui accompagne l'accouchement. Le bassin étant privé de son énergie, on se retrouve avec un chakra racine en déséquilibre.

Il suffit de prendre connaissance des domaines principaux régis par le chakra racine pour comprendre pourquoi de nombreuses mamans se débattent, après la naissance du bébé, avec des problèmes d'ordre émotionnel : confiance en soi, identité, stabilité intérieure, ancrage et instinct de survie. Si ce centre énergétique reste affaibli suite à l'accouchement, ce n'est pas étonnant que l'on se retrouve aux prises avec des problèmes tels que le manque de stabilité et la nécessité de se redéfinir. Il y a de quoi se sentir littéralement déraciné.

Chaque enfant a ses propres origines familiales. Si deux familles se lient par le mariage de deux enfants devenus grands, cela amène un changement dans la constellation familiale de ces deux êtres, mais leur héritage d'origine reste inchangé. Si ce nouveau couple a ensuite un enfant, c'est une nouvelle famille d'origine qui est fondée. Les enfants prennent la relève et deviennent parents à leur tour, apportant eux aussi des changements à une constellation préexistante. Or, fonder un nouveau foyer demande de l'énergie et de l'attention. Chaque nouveau membre doit commencer par trouver sa place. C'est à ce moment que beaucoup de mamans ont l'impression d'être déviées de leur centre, se sentent « perdues » et ne savent plus « comment s'y prendre ». Comme elles sont **en quête de stabilité**, elles ont **besoin de s'appuyer sur leur compagnon**. Mais ce dernier ne réalise pas forcément ce qui est en train de se produire ; il a du mal à comprendre pourquoi sa femme, d'ordinaire si sûre d'elle, si autonome, est devenue du jour au lendemain un être hypersensible qui s'accroche à lui. Si ces lignes vous interpellent, cela vous ferait beaucoup de bien de cultiver votre ancrage pour retrouver sécurité intérieure et stabilité. Renforcez votre base, cela vous permettra de nourrir un terrain apte à accueillir vos nouvelles racines. Il est clair cependant que vous devriez aussi expliquer à votre compagnon pourquoi votre état émotionnel est si instable ; n'oubliez pas de le rassurer, tout cela va s'arranger.

Le yoga peut vous aider à aller dans ce sens, il suffit d'intégrer à votre quotidien les exercices qui renforcent le périnée en les pratiquant régulièrement. En stimulant l'énergie de Muladhara, le chakra racine, et en équilibrant le flux de votre prana (voir p. 66), vous y arriverez automatiquement. Et ce sera, pour vous, le **retour à l'harmonie et à la sérénité**.

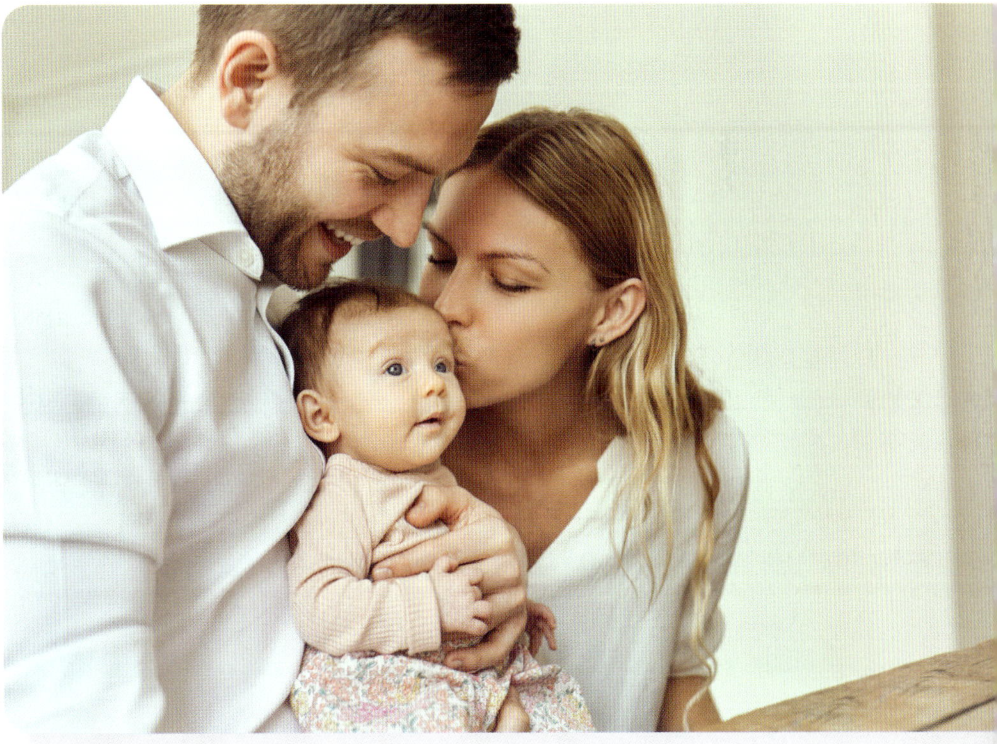

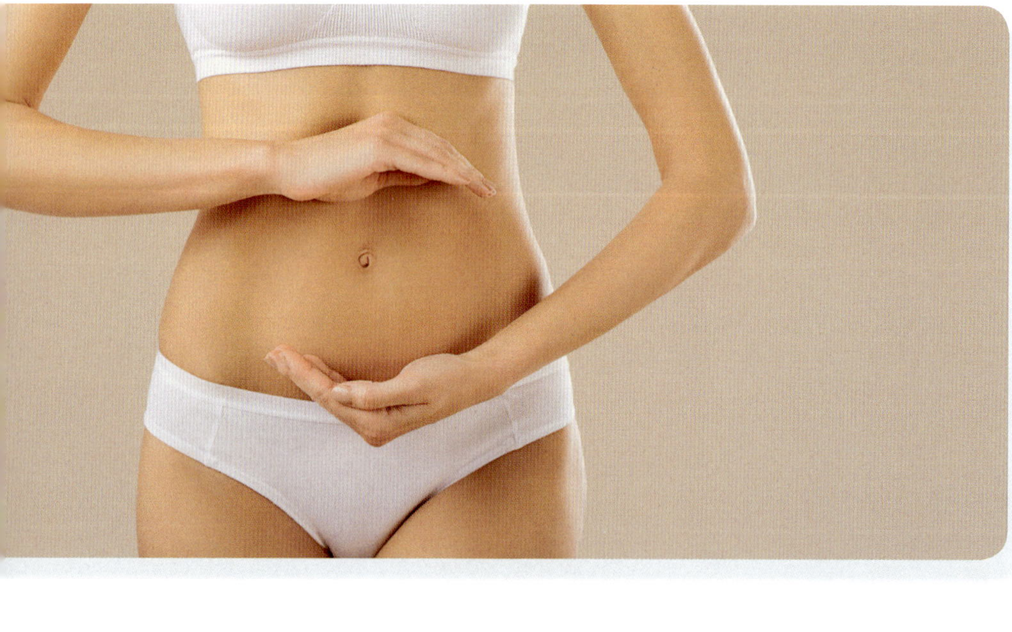

2

Le périnée

1. Les trois plans musculaires du périnée

Le périnée est un sujet que nous avons déjà évoqué à maintes reprises. Vous allez apprendre à le localiser [1] et à comprendre ce qu'il a à voir avec la perte d'énergie et autres désagréments. **Le périnée tapisse la base du bassin, il est constitué de trois plans musculaires.**

Le plan superficiel du périnée

C'est le plus simple à localiser ; il enserre notamment les organes excréteurs. Ce muscle en forme de huit est traversé d'une part par l'urètre et de l'autre, par le canal anal, organes dont il régule la fermeture. C'est quand on est au petit coin qu'on le relâche intentionnellement pour évacuer urine et selles. Dès qu'il se contracte, on peut – en principe – être assuré que les deux sphincters sont bien refermés, ce qui peut justement poser problème si la couche externe du périnée est fragilisée suite à l'accouchement.

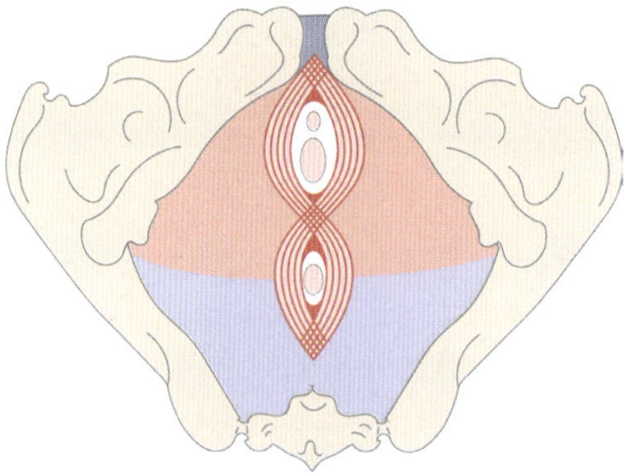

1. Note de la traductrice : le périnée est souvent confondu avec le plancher pelvien, y compris par les sites spécialisés en rééducation postnatale. Or le périnée permet le bon maintien du plancher pelvien. Vous trouverez des explications anatomiques très éclairantes sur le périnée féminin dans la video suivante : https://www.youtube.com/watch ?v=9psQO8RNfXw ; vidéo écrite par Géraldine GIRAUDET, Chrystèle RUBOD et Michel COSSON.

Le plan moyen du périnée

Le plan moyen s'étend entre les deux ischions. De face – regardez de gauche à droite. Si vous êtes assise, vous remarquerez qu'en plaçant une main sous chaque fesse, vous pouvez sentir vos os, les ischions, sous les doigts en déplaçant votre bassin dans un mouvement de va-et-vient. C'est entre ces deux os que se trouve le plan moyen du périnée. De face, on voit plutôt un tracé en forme de ligne, mais vu d'en haut, ce muscle ressemble à un éventail. Le plan moyen permet au bassin de ne pas basculer trop vers l'extérieur afin de contrebalancer la pression exercée par le tronc. Il est nettement plus difficile de le sentir car il se situe au-dessus du plan superficiel du périnée. De plus, c'est un muscle que nous n'avons pas l'habitude de contrôler. Or **le plan moyen du périnée est extrêmement important car il assure la stabilité du bassin.**

Le plan profond du périnée

Situé un peu au-dessus du plan moyen, le plan profond du périnée s'étire du pubis au coccyx. C'est celui des trois muscles qui se déploie le plus vers l'avant. Il sert à soutenir les viscères tels que la vessie. Sa forme évoque celle d'un éventail ouvert.

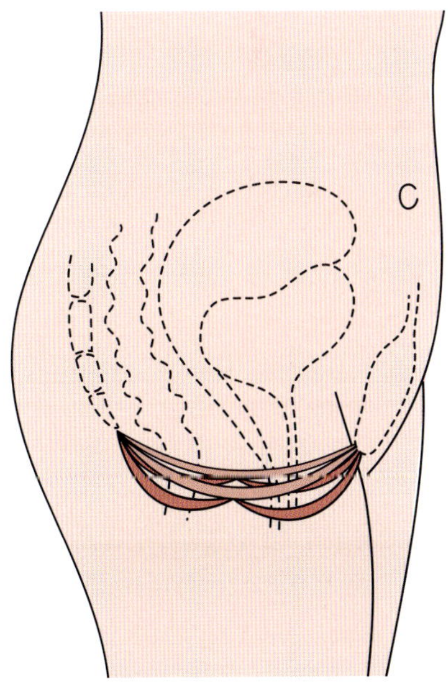

Ce plan musculaire se situe à proximité immédiate des muscles profonds de l'abdomen. On peut le sentir notamment après une séance intensive d'abdominaux pour travailler le muscle transverse, à hauteur du bikini ; auquel cas, on peut être sûre que le plan profond du périnée a lui aussi travaillé ! S'il est en bonne condition, il assure le maintien des viscères ainsi que celui du bassin et de la colonne vertébrale, qui peuvent alors se redresser correctement, d'où l'importance du plan profond du périnée. S'il est tonique, c'est l'ensemble du haut du corps qui en bénéficie également avec une bonne posture corporelle. En revanche, s'il est trop relâché, on assiste au phénomène inverse avec un corps qui a tendance à s'affaisser.

Ce qui nous amène à cette conclusion : les douleurs dorsales postgrossesse peuvent être liées à un périnée trop détendu, surtout au niveau de son plan profond. D'où l'intérêt de prêter une importance particulière à ce dernier, et de le faire travailler.

2. Faites connaissance avec votre périnée

Le périnée étant constitué de plusieurs couches musculaires, il n'est pas simple de les percevoir toutes immédiatement. C'est particulièrement vrai si l'on ne s'est jamais vraiment intéressé au sujet – et encore moins aux exercices permettant de **prendre conscience de son périnée**. Mais que cela ne vous empêche pas de vous exercer le plus régulièrement possible. Avec le temps, cela viendra, et vous serez capable de localiser intérieurement votre périnée et de le faire travailler. Plus vous ferez ces exercices, plus ils vous sembleront faciles. Soyez aux petits soins pour votre périnée, et vous allez vous faire beaucoup de bien : vous verrez peut-être s'envoler vos maux de dos en quelques jours, vous sentir nettement plus en forme. Attendez-vous à de bonnes surprises si vous vous entraînez régulièrement.

Se familiariser avec le plan superficiel

Le plan superficiel du périnée est très simple à se représenter. Imaginez que vous avez une envie pressante d'aller aux toilettes alors que vous êtes coincée dans un bouchon. Pire, il vous reste cinquante kilomètres à parcourir avant la prochaine station-service, et pas une sortie d'autoroute en vue. Vous devez vous retenir et donc maintenir vos sphincters fermés. À ce moment, c'est la couche externe de votre périnée que vous percevez.

Se familiariser avec le plan moyen

Vous pouvez l'activer si vous vous imaginez en train de rapprocher vos ischions l'un de l'autre : asseyez-vous sur vos mains ; faites en sorte de sentir vos ischions en bougeant votre bassin. Serrez les fesses et sentez la tension qui affecte les muscles situés au-dessus du sphincter, entre les deux ischions. Maintenant, relâchez votre fessier et essayez de prendre le contrôle des muscles entre les ischions *sans* serrer les fesses cette fois. Voilà comment on peut prendre le contrôle de la couche médiane du périnée.

Se familiariser avec le plan profond

Vous pouvez solliciter le plan profond de votre périnée en imaginant que vous rapprochez le pubis et le coccyx l'un de l'autre, comme s'ils étaient rattachés à un élastique qui se tend. Mieux encore, tirez simultanément cet élastique vers le haut, en direction du nombril.

Il est recommandé de faire travailler chacun des trois plans régulièrement. Pensez aussi à solliciter cet élastique imaginaire qui rapproche le pubis du coccyx en le guidant vers le haut chaque fois que vous faites vos asanas, quand il s'agit d'engager le plan profond du périnée. Cela dit, n'en faites pas trop non plus : chacun de vos muscles, y compris le périnée, a besoin de phases de repos pour gagner en volume et en vigueur. D'où le choix de vous proposer, dans ce livre, des exercices courts et efficaces classés en séries. Si vous tenez à en faire chaque jour, passez d'une série à une autre, ce sera plus stimulant.

▸ Que faire si je ne localise pas mon périnée ?

Comme la stabilité du périnée et du plancher pelvien vont de pair avec la stabilité du reste du corps, il est possible de prendre conscience du périnée dans son ensemble et de le mobiliser en reportant son attention sur les pieds. Si, jusqu'ici, vous sentez peu, voire pas du tout votre périnée, vous pouvez tenter ce qui suit.

Mettez-vous debout. Tenez-vous bien droite, pieds écartés de la largeur de vos hanches. Redressez vos orteils vers le haut. Sentez la stimulation qui gagne votre voûte plantaire. Restez ainsi quelques instants, puis laissez vos orteils revenir doucement à leur position initiale. Maintenant, faites comme s'il y avait une punaise par terre, sous la plante de vos pieds et maintenez la tension de façon à ne pas marcher sur la punaise.

Ensuite, enfoncez doucement vos talons dans le sol, un peu vers l'extérieur, et sentez la tension gagner vos jambes alors que vous rentrez doucement le ventre, comme si vous enfiliez un pantalon trop moulant.

Maintenant, ressentez ce qui se passe dans votre bassin. Si vous relâchez la tension dans vos pieds, vous remarquerez qu'une tension née simultanément dans le bassin est en train de décroître. **Cette tension intérieure, c'est votre**

périnée qui travaille. N'hésitez pas à refaire l'expérience. Cet exercice de yoga vous permet de mobiliser le périnée par la simple sollicitation de vos pieds.

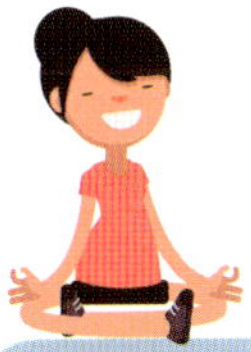

Conseil de yogi

N'hésitez pas à chausser des tongs quand vous êtes chez vous, détendez-vous, tout va bien ! En marchant, essayez de garder la plante du pied collée à la semelle de vos chaussures. Autre astuce : quand vous êtes en train de vous brosser les dents, amusez-vous à soulever un crayon en le coinçant entre deux orteils. Variante : faites de même avec une serviette que vous agitez plusieurs fois de suite de droite à gauche.

3. Le périnée, à quoi ça sert ?

Comme il tapisse le fond du bassin, le périnée a fort à faire. Si le bassin était dépourvu de ce muscle en forme de hamac, nos organes vitaux « dégringoleraient ». Sa fonction est donc de protéger et de soutenir tout ce qui est situé juste au-dessus de lui. **Le périnée joue un rôle essentiel dans la transmission du poids du tronc aux membres inférieurs**, et **de lui dépend aussi notre stabilité dans toutes les activités physiques du quotidien**, comme se déplacer, être en station debout ou assise. Sans oublier qu'il maintient la structure même du pelvis ; sans lui, il y aurait du jeu entre les os du bassin. Comme le périnée se relâche suite à la grossesse, il y a fort à parier que le bassin s'est entretemps élargi. Mais il y a moyen d'y remédier grâce à la **rééducation périnéale**. Chez certaines femmes cependant, le bassin restera un peu plus large qu'avant – question de prédisposition. Si tel est votre cas, ne vous mettez pas la pression : grossesse et accouchement sont sources de transformations sur tous les plans.

Les muscles du périnée permettent également de redresser le bassin, ainsi que le reste de notre corps. Quand vous vous relevez d'un sofa moelleux ou d'un fauteuil à l'assise profonde, le tissu se retend automatiquement. C'est loin d'être aussi simple après une grossesse car le périnée, en plus de soutenir les viscères, porte aussi le poids du bébé ; et l'afflux d'hormones qui prépare le corps à l'accouchement le rend plus souple. Lorsque le col de l'utérus commence à s'ouvrir, le périnée doit encore plus se détendre afin de permettre au bébé de s'engager dans le canal pelvien. Après avoir été autant sollicité, le périnée ne peut pas retrouver sa tonicité d'entrée de jeu. Quant à savoir à quel point il s'est relâché, tout dépend de l'âge de la maman et du nombre d'enfants qu'elle a déjà mis au monde.

Un périnée performant améliore la qualité du souffle car les deux sont liés. En moyenne, une personne adulte respire douze à quinze fois par minute, ce qui entraîne à chaque fois un mouvement ascendant et descendant – en principe très souple – du périnée. Cette souplesse est extrêmement importante pour la respiration. Lors de l'inspiration, le périnée doit se relâcher un minimum pour que les viscères puissent trouver de la place un peu plus bas. Ce qui donne toute latitude au diaphragme, niché entre les poumons et les organes de l'abdomen, pour se contracter en s'abaissant. Les poumons peuvent ainsi s'approvisionner en oxygène. Lors de l'expiration, le diaphragme et les autres organes se relâchent et remontent pour reprendre leur position initiale. Mais si le périnée manque de souplesse ou de force, il peut en résulter une respiration irrégulière, voire un souffle trop court.

Souplesse des tissus et donc élasticité jouent un rôle décisif dans le mécanisme qui permet à la vessie et aux intestins de se vider. Une vessie qui ne se vide pas correctement est plus exposée aux infections d'origine bactérienne. Enfin, le périnée, lorsqu'il est tonique et souple, améliore la sensibilité intime lors des rapports sexuels : comme les tissus sont resserrés, les parois du vagin sont plus proches. Si vous constatez, en retrouvant votre vie intime quelque temps après l'accouchement, que vous avez moins de sensations qu'avant, cela peut tout à fait être dû à un périnée qui n'a pas retrouvé sa tonicité d'avant.

Quand on éternue ou qu'on soulève un objet lourd, le périnée doit pouvoir soutenir l'effort produit par le ventre et réagir immédiatement en se contractant plus intensément pour que l'urètre reste fermé, et donc pour prévenir toute fuite urinaire. Enfin, ainsi que nous l'avons déjà vu, **le périnée permet d'emmagasiner l'énergie vitale** nécessaire au corps ; il n'est pas seulement un allié précieux pour avoir une bonne posture corporelle, **il nous aide à nous sentir bien de l'intérieur**.

En résumé, le périnée est confronté à des exigences complexes. Et pour les satisfaire, nous disposons d'un maillage de trois plans musculaires rattachés à divers endroits du bassin osseux. Bien que chacun d'entre eux ait une fonction bien précise, les trois plans forment un tout qui fonctionne très harmonieusement.

Comme le périnée est à l'œuvre vingt-quatre heures sur vingt-quatre, il doit rester souple tout en étant prêt à se contracter à tout moment et à se relâcher à point nommé.

4. Un périnée fragilisé

Heureusement, toutes les jeunes mères ne sont pas en proie à des troubles sérieux après l'accouchement. Cela dit, nous aimerions apporter un éclairage précis sur certains maux qui peuvent être dus à un périnée distendu. On peut éviter de nombreux dysfonctionnements, voire y remédier, par une rééducation périnéale efficace avec une sage-femme, et la compléter avec des exercices de yoga postgrossesse.

Nous avons déjà fait le point sur ce qui provoque le manque d'énergie après un accouchement (voir le chapitre consacré à ce sujet p. 64). Passons maintenant en revue d'autres maux classiques, eux aussi en lien avec un périnée en perte de tonus : entre autres, les contractures, douleurs dorsales et autres problèmes comme l'incontinence. Nous verrons à quoi ils sont dus et en quoi le yoga peut vous aider.

Dans la plupart des esprits, le périnée forme un tout, et c'est ainsi qu'on le traite. Il n'y a rien à redire à cela tant qu'il remplit ses fonctions. Mais quand le périnée présente des signes de défaillance, il importe de savoir d'où vient le problème, et de vérifier s'il touche les trois plans ou seulement l'un d'eux. Quand c'est chose faite, il ne reste plus qu'à établir un programme d'**exercices ciblés, destinés à renforcer le plan fragilisé.**

Contractures et périnée

Comme nous l'avons déjà vu, le périnée maintient le bassin osseux bien en place. Or la colonne vertébrale est, elle, déjà rattachée au bassin. Un périnée qui remplit bien ses fonctions a une incidence non seulement sur le maintien du bassin, mais aussi sur celui de la colonne vertébrale.

Le périnée stabilise la colonne vertébrale, il lui permet de se redresser. Une prouesse qu'il n'accomplit pas tout seul, il est assisté par le diaphragme, les muscles de l'abdomen et du dos. Ces derniers sont des muscles posturaux appelés *core* ou « noyau », ils servent à renforcer le tronc. D'où l'influence de la musculature posturale sur notre stabilité : si les muscles du pelvis et du ventre sont flasques, ce sont les autres muscles de soutien comme ceux de la colonne vertébrale qui en pâtissent – sans parler des troubles énergétiques déjà évoqués. Apparaissent alors des points douloureux le long de la colonne vertébrale, des raideurs dans la nuque voire des tensions musculaires analogues à des crampes. Certes, on peut les dissiper grâce à des massages, mais elles finissent toujours par revenir. Quand on parvient à peine à soulever un enfant ou à se baisser sans être titillée par un tiraillement ou un point de tension dans le dos, c'est désagréable – peut-être est-ce d'ailleurs votre cas.

Les tensions qui affectent le corps peuvent aussi affecter l'état d'esprit, si bien que l'on a un besoin accru de se relaxer. Certes, la relaxation permet de se décrisper, mais en agissant ainsi, ce sont les symptômes que l'on traite, et non les causes, lesquelles sont bien souvent liées à un périnée relâché.

Quand vous faites du yoga, nous vous invitons à activer Mula Bandha et à **pratiquer** régulièrement **les exercices qui font travailler le périnée en conscience**. Autre conseil : fiez-vous à la série d'exercices destinés à renforcer votre centre (voir p. 164), ils vous aideront à vous défaire de vos tensions, à vous sentir plus solide et à faire le plein d'énergie.

Douleurs dorsales et périnée

Les muscles de l'abdomen et du dos font office de gaine, tandis que ceux du périnée permettent à la colonne vertébrale de se redresser. Ce sont ceux du périnée qui incitent les autres muscles concernés à se mettre au travail : « *Unissez vos forces pour que la colonne vertébrale soit bien alignée !* » Le périnée n'est pas rattaché directement à cette partie mobile de la colonne, mais sa capacité à se contracter permet au bassin osseux, et donc à l'articulation sacro-iliaque, de se positionner correctement et de se redresser. Résultat, la base de la colonne vertébrale est elle aussi maintenue dans une position anatomiquement correcte ; si bien que la colonne vertébrale – rattachée au bassin – conserve une courbure et une longueur adéquates. Un périnée fragilisé peut provoquer des douleurs dans la région sacro-iliaque ainsi que dans le dos. Ces dernières sont parfois diffuses et difficiles à localiser. Les points douloureux du dos peuvent être permanents, ils peuvent aussi se déplacer en fonction de l'endroit où la colonne vertébrale est en perte de stabilité et du muscle qui est alors sursollicité pour continuer à maintenir la stabilité de la colonne.

Il est fondamental de renforcer son périnée si l'on veut venir à bout des douleurs dorsales. Bien souvent, elles peuvent être déclenchées par un transverse abdominal trop mou. Or le plan profond du périnée interagit avec la musculature profonde de l'abdomen. Le muscle transverse enveloppe le ventre comme une gaine ; il s'enroule, telle une écharpe, autour de la colonne vertébrale et des flancs jusqu'au milieu du ventre. Certes, il joue un rôle important pour les personnes qui soignent leur esthétique ; mais aussi et surtout pour celles qui souffrent des lombaires.

Avec la grossesse, la musculature abdominale a tendance à se relâcher et non à se contracter. Qui plus est, le cocktail hormonal diffusé dans l'organisme assouplit le tissu conjonctif et les ligaments. Voilà pourquoi il est essentiel, en cas de douleurs dorsales, de veiller à muscler non seulement le périnée mais aussi les abdos du bas.

En vous entraînant à conscientiser ce qui se passe dans votre périnée, à activer vos bandhas et à faire les exercices de la série « Adieu le mal de dos ! » (voir p. 154), vous parviendrez rapidement à avoir une **posture plus stable** et à **redresser votre corps**.

Abdomen et périnée

Le muscle droit de l'abdomen, ou grand droit, consiste en deux rubans insérés aux côtes en haut, et au sternum ainsi qu'au pubis en bas. Ce muscle pair est positionné de part et d'autre d'une sorte de tissu conjonctif appelé ligne blanche – *linea alba* en latin – qui est la ligne médiane de l'abdomen.

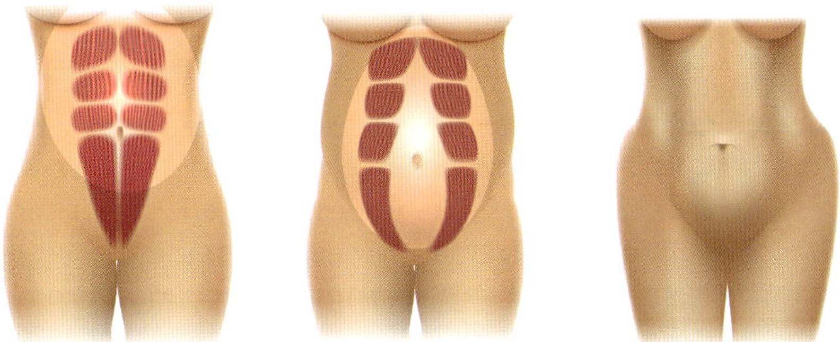

Abdomen normal — Séparation abdominale pendant la grossesse — Post grossesse

Avec la grossesse, le ventre s'arrondit de plus en plus, si bien que les muscles de l'abdomen s'écartent sur les côtés. Au fur et à mesure, la ligne blanche s'écarte également et s'élargit, parfois de trois à quatre centimètres. En principe, l'écart se résorbe après la grossesse. Mais s'il reste partiel et que la ligne blanche reste distendue sur plus de deux centimètres, on parle de « diastase des grands droits ». Les plus touchées par ce phénomène sont les mamans qui n'ont pas eu de temps à consacrer à leur rééducation alors qu'elles ont mis au monde plusieurs enfants.

Vous pouvez sentir vous-même cette séparation entre les muscles du ventre : allongez-vous sur le dos, genoux pliés. Soulevez la tête et enfoncez légèrement quatre doigts entre les deux muscles situés au milieu de votre abdomen. Vous repérerez mieux la séparation en palpant la zone juste au-dessus de l'ombilic. Une diastase des grands droits est repérable visuellement ; elle peut aussi occasionner des douleurs chroniques dans les hanches, un mal de dos aigu, des problèmes de constipation et une descente d'organes.

Pour résorber cette séparation entre vos grands droits, il faut accorder une attention particulière au périnée et à votre rééducation. En revanche, tout travail de musculation dynamique du grand droit est à proscrire ! Un entraînement qui vise à renforcer la zone abdominale entraînerait une pression qui empêcherait la diastase de se refermer. Veillez à rester statique pendant vos exercices, et concentrez-vous sur les muscles profonds et obliques. À cet égard, nos séries d'exercices pour renforcer le périnée sont particulièrement indiquées : nous avons fait en sorte que chaque exercice favorise également la rééducation de la ligne blanche. Petit à petit, l'écart va se réduire. Tout dépend cependant de l'ancienneté du problème, auquel cas vous aurez peut-être besoin de faire preuve de patience lors de la rééducation. Cela dit, la diastase peut se refermer à tout moment.

Incontinence et périnée

La tendance à l'incontinence est un phénomène répandu parmi les femmes enceintes. Il suffit d'éternuer, de tousser ou de soulever quelque chose de lourd pour que survienne une fuite urinaire. Tout cela est très normal pendant la grossesse ; le bébé pèse sur la vessie. Mais après la grossesse, c'est un sujet qui devient tabou. C'est pourquoi nous tenons à souligner que 25 à 50 % des femmes continuent à souffrir d'incontinence urinaire après l'accouchement !

Pour l'instant, votre périnée « pend » probablement à la manière d'un hamac vide. Cela n'est pas si grave en soi. Ce qui l'est bien davantage, c'est que votre vessie, qui repose sur le plan profond du périnée, peut glisser et se positionner autrement, ce qui d'un point de vue anatomique a un impact certain. En effet, cela peut provoquer un dysfonctionnement de l'urètre. Si le gradient de pression entre la vessie et l'urètre n'est plus le même, il suffit d'une quantité moindre d'urine dans l'urètre pour que s'exerce une pression plus forte sur le sphincter. De plus, le bon fonctionnement de ce dernier est lui-même menacé. L'urètre de la femme étant très court – il mesure trois à quatre centimètres –, il ne peut pas résister à la pression, ce qui l'empêche d'être complètement hermétique. Cela dit, rassurez-vous : dans la plupart des cas, il s'agit ici d'une incontinence liée au stress ou à l'effort. Auquel cas, **des exercices ciblés peuvent vous soulager rapidement**, il suffit de les pratiquer cinq à dix minutes par jour pour enrayer le problème. En plus des bandhas et de l'entraînement à la perception du périnée, toutes nos séries d'exercices sont autant d'outils pour remédier au problème des fuites urinaires.

5. Autres troubles de l'après-grossesse

Le prolapsus génital

Pour décrire un prolapsus génital, ou descente de l'utérus, on peut recourir à l'image d'un luminaire accroché au plafond : si l'on rallonge le câble, la lampe est plus basse. Il en va de même pour l'utérus. Si les muscles et les ligaments qui soutiennent les organes se relâchent, l'utérus descend plus bas, chose parfaitement normale pendant et après la grossesse. Il peut arriver cependant que cet affaissement fasse bouger la vessie ou que, tout à coup, on ait l'impression que quelque chose dégringole de notre vagin.

Une intervention chirurgicale est parfois nécessaire, tout dépend de la gravité du prolapsus. Il n'est pas possible de retendre si facilement des tissus conjonctifs et des ligaments qui ont été sursollicités. Ce qui est possible en revanche, c'est de **renforcer les muscles de la cavité pelvienne qui soutient l'utérus** de façon à ce qu'elle soit en mesure de compenser en gardant le poids de l'utérus placé haut. Ces muscles, vous l'avez deviné, sont ceux du périnée !

La cystocèle ou descente de la vessie

Certes, la vessie repose sur le périnée, mais si elle est maintenue, c'est grâce à des ligaments et des muscles. Vessie et urètre ne peuvent interagir correctement que si la vessie est à sa place. Si l'urètre se déplace vers l'arrière, l'un de ses trois mécanismes de fermeture est mis hors service. Cela peut se produire si, lors de l'accouchement, les muscles qui soutiennent la vessie sont abîmés. Les ligaments, les muscles et tissus conjonctifs peuvent en effet se déchirer ou être trop étirés. Résultat : la vessie descend. Outre les problèmes d'incontinence, la cystocèle peut donner la sensation que l'on a un corps étranger dans le vagin, voire déclencher des douleurs lors des rapports sexuels. Là encore, **il est indispensable de faire travailler le périnée** ; ce sont des exercices qui peuvent considérablement **vous aider à vous sentir à nouveau bien dans votre peau** malgré la descente de vessie.

Les hémorroïdes

Selon certaines estimations, 50 % des femmes enceintes ou qui l'ont été souffrent d'hémorroïdes. Bombardés d'hormones, les vaisseaux situés dans le rectum s'élargissent lors de la grossesse. Ajoutez à cela la pression exercée dans la région du ventre lors de la grossesse : l'afflux sanguin augmente, ce qui empêche le sang de bien circuler puisque le retour veineux est diminué. Tant et si bien que les corps caverneux de la région de l'anus s'en donnent à cœur joie en s'imbibant de sang. Ce qui nous donne une définition de ce que sont les hémorroïdes : des vaisseaux – plus précisément des corps caverneux dans le canal de l'anus – qui sont présents en chacun de nous. À l'instar du sphincter anal, ils veillent à ce que le rectum reste bien fermé. Ils deviennent problématiques quand ils sont constamment dilatés, s'ensuivent douleurs à l'anus, démangeaisons, suintements et autres sensations de brûlure. Des traces de sang sur le papier toilette peuvent laisser présager une crise hémorroïdaire.

Faire de l'exercice physique facilite le transit intestinal.

La plupart des crises qui affectent les femmes enceintes ne dépassent pas le stade II. Avec des soins appropriés, il y a de fortes chances que les vaisseaux dégonflent d'eux-mêmes. Mais si les hémorroïdes se sont développées à un stade III, voire IV, une opération peut s'avérer nécessaire.

En cas de crise bénigne, il est bon d'avoir certains réflexes : **consommer des aliments sains et riches en fibres, et boire beaucoup d'eau** car la constipation, qui incite à « pousser » lors des selles, favorise la formation d'hémorroïdes. Votre bébé en profitera lors de l'allaitement, puisqu'une alimentation saine influe sur la qualité du lait maternel. Il est aussi recommandé de **faire de l'exercice physique, cela facilite le transit intestinal**, ce qui est un excellent moyen de prévenir l'apparition d'hémorroïdes. Enfin, avec un périnée tonique, les risques de poussées hémorroïdaires sont moins élevés et elles se rétractent plus facilement. En yoga, les postures inversées procurent du soulagement car elles aident le sang à circuler lors du retour veineux.

Et en cas de césarienne ?

Même lorsqu'on accouche par césarienne, le bébé a pesé de tout son poids sur le périnée lors de la grossesse. D'où la nécessité, pour les mamans césarisées, de renforcer toute cette zone. Cela dit, mieux vaut attendre que la cicatrisation soit effective – jusqu'à douze semaines – avant de commencer sa rééducation.

Lors d'une césarienne, muscles et fascias – tissus conjonctifs – sont sectionnés ainsi que les nerfs qui les traversent, si bien qu'à ce niveau, la communication cerveau-muscle est interrompue. Par conséquent, il n'est pas possible dans un premier temps de sentir et d'être aux commandes de quoi que ce soit dans la musculature profonde abdominale. En cas de césarienne, il faut faire travailler le périnée avec des exercices adaptés et **activer Mula Bandha et Uddiyana Bandha, une aide précieuse pour, petit à petit, retrouver sa sensibilité**.

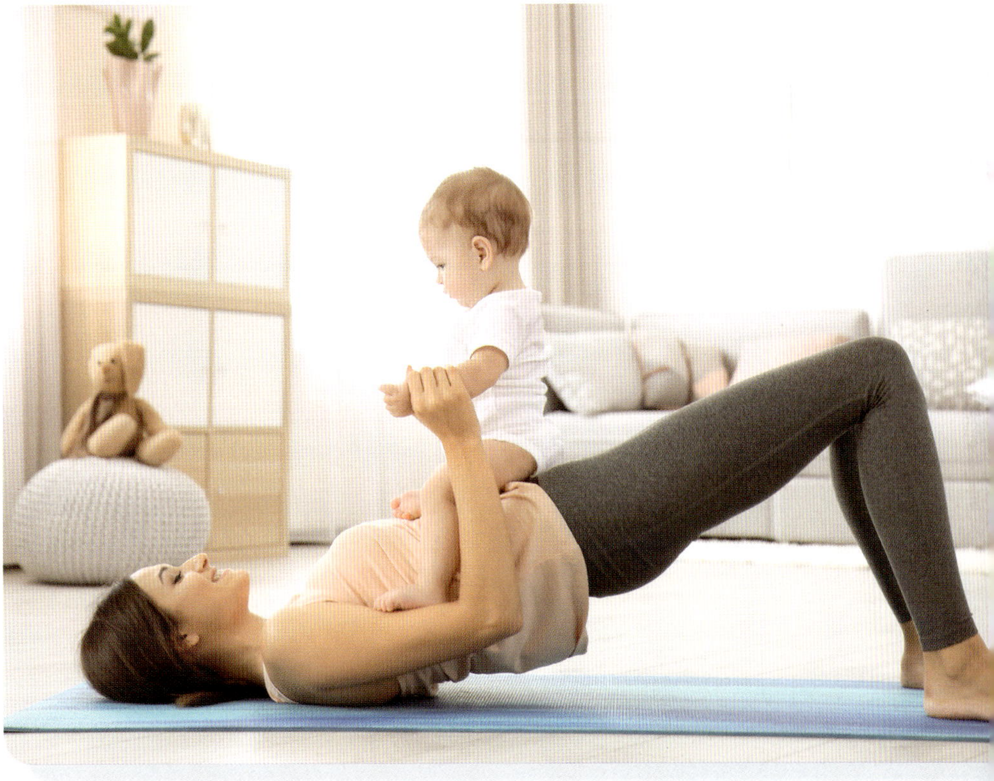

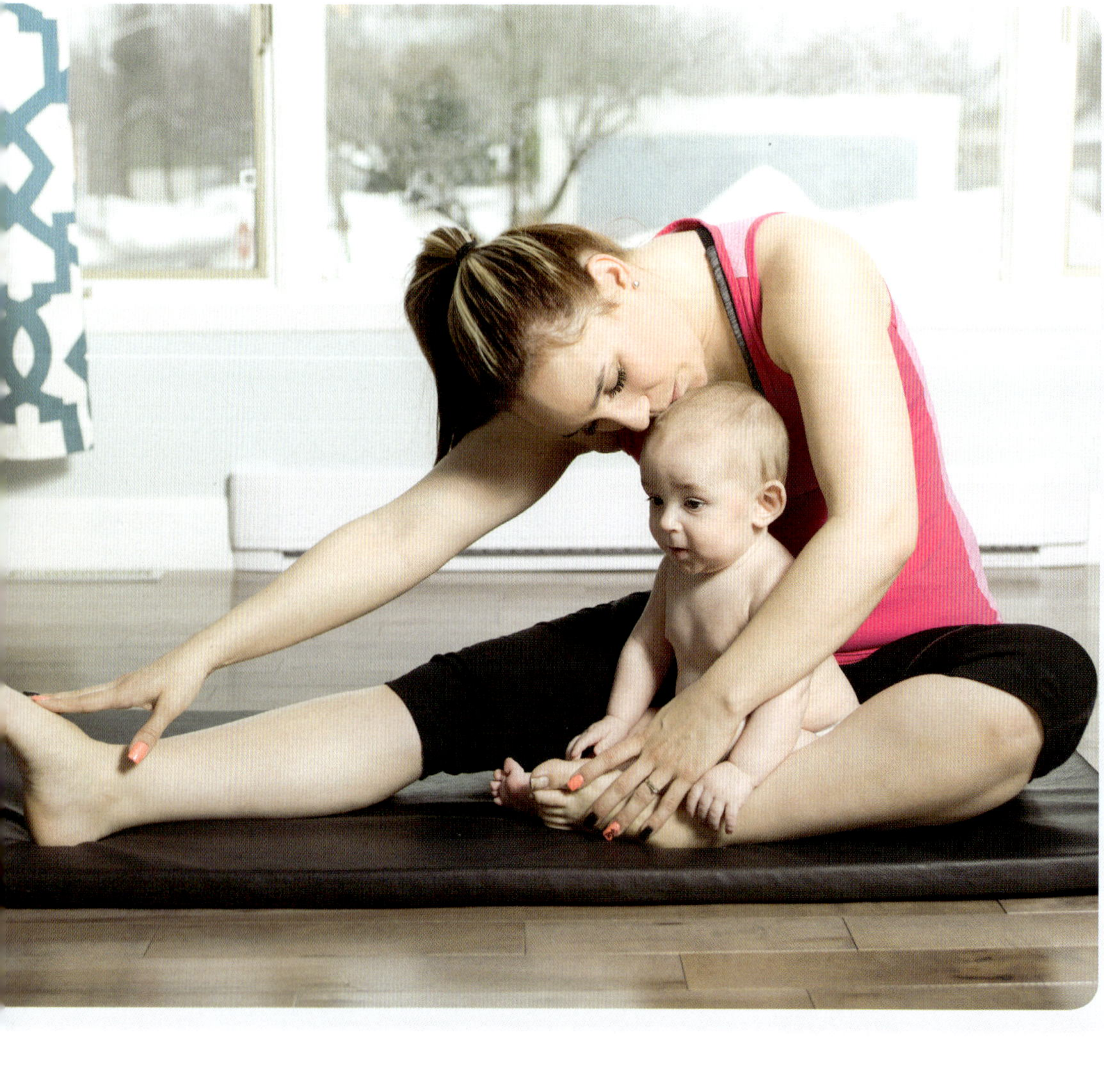

3

Les séries d'exercices

1. Le b.a.-ba du yoga postgrossesse

Quand vous faites vos exercices, certaines recommandations s'imposent. Nous avons veillé à ce que vous puissiez faire vos exercices sans avoir besoin de connaissances particulières. Mais si vous présentez des troubles tels que maladie cardio-vasculaire, douleurs chroniques, maladie respiratoire chronique ou inflammations articulaires, mieux vaut consulter votre médecin avant de vous lancer. Il en va de même si vous traversez la phase aiguë d'une maladie. Auquel cas, il est préférable de vous ménager et d'être prudente quand vous faites du yoga.

Le but de cet ouvrage est de **vous aider à pratiquer les exercices qui vous vont bien**, de chez vous. Cependant vous gagnerez à prendre un cours de yoga de temps en temps chez un professeur confirmé afin de corriger vos postures et de comprendre comment adapter les exercices à vos besoins personnels, à votre morphologie et à votre niveau de yoga.

Quel matériel dois-je me procurer ?

Bonne nouvelle, il ne vous faudra pas grand-chose pour faire les exercices préconisés dans ce livre. D'ailleurs nous sommes sûrs que vous avez déjà sous la main tout ce qu'il vous faut. Enfilez, pour vos exercices, des vêtements confortables qui ne gênent pas vos mouvements. Inutile de vous procurer des articles coûteux ou un soutien-gorge de sport, personne ne vous voit ! Un tee-shirt – à manches longues s'il fait froid – assorti d'un pantalon de jogging fera parfaitement l'affaire. Autre alternative, un legging muni d'un élastique large à la taille. Si vous tenez à porter un soutien-gorge pour vos exercices, veillez à ce qu'il ne vous comprime pas.

Prévoyez un tapis de sol antidérapant, qu'il s'agisse d'un tapis spécial yoga ou gym, ou d'un banal tapis de décoration.

S'il vous paraît trop dur, n'hésitez pas à le garnir d'un plaid préalablement plié. **En fin de séance, lors de la phase de relaxation, il est très agréable d'avoir une couverture à portée de main de façon à vous couvrir si vous êtes frileuse en position allongée.**

Autre élément de confort : un support à glisser sous vos fesses lors des exercices en position assise. Là encore, inutile de vous procurer un coussin ou un banc de méditation, n'importe quel coussin fera parfaitement l'affaire du moment qu'il est suffisamment ferme. Vous pouvez également utiliser une couverture roulée en guise de soutien. Et, pour remplacer la ceinture de yoga parfois requise pour certains exercices, optez pour une ceinture « normale ». Vous trouverez certainement votre bonheur dans l'armoire de votre homme, en général, les ceintures de ces messieurs sont plus longues. Reste à vous procurer un bloc de yoga, article qui peut facilement être remplacé par un gros livre, mais attention, il ne doit pas être trop lourd. Sinon, utilisez plusieurs livres.

Mobiliser son périnée lors des exercices

Avant de vous consacrer aux asanas, il est nécessaire de savoir comment **engager**, c'est-à-dire **mobiliser, votre périnée de façon fiable.** Vous vous êtes déjà exercée à sentir chacun des plans de ce dernier (voir p. 86). Les exercices qui suivent se rapprochent beaucoup de cette pratique qui consiste à les percevoir, avec un plus : leur but est de vous aider à **contracter et à relâcher le périnée en conscience, au rythme de votre respiration**. Dès que vous aurez compris comment le contracter, vous serez en mesure de le faire travailler au fil de vos activités à tout moment de la journée, ce qui va le renforcer. Faites-vous du bien, veillez à faire ces exercices régulièrement, vous savez à présent à quel point il est important pour une femme de retrouver un périnée tonique après un accouchement. L'avantage est que chacun des trois plans du périnée peut être travaillé séparément, nous avons seulement oublié comment procéder. Grâce à un entraînement régulier, votre cerveau va réapprendre à contrôler chaque plan musculaire, ce qui vous permettra d'engager correctement votre périnée et d'en faire un automatisme.

Dans un premier temps, commencez par faire les exercices suivants en position allongée avec un coussin sous vos fesses, ce sera plus simple. Ensuite seulement, vous pourrez vous en passer. Si vous parvenez déjà à contrôler consciemment votre périnée, optez pour la position assise. Vous pourrez par la suite pratiquer debout, vous pourrez alors compter sur la gravité pour augmenter la difficulté de votre entraînement.

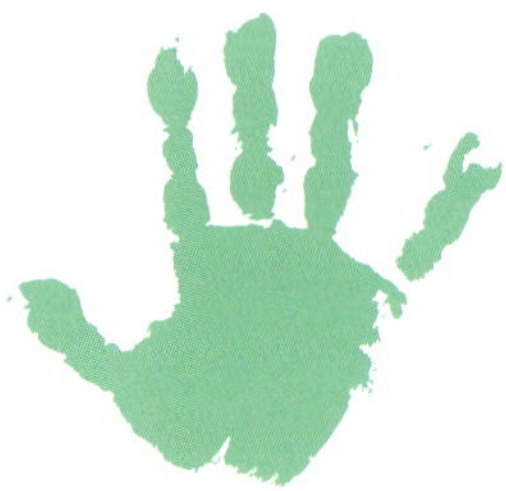

Engagement des trois plans du périnée

Durée de l'exercice : 1 à 2 minutes par plan musculaire
Bienfaits : muscle le périnée, active l'énergie
Accessoire : coussin
Fréquence : si possible, tous les jours

- Adoptez une position détendue, allongée sur le tapis, coussin sous vos fesses. Si possible, fermez les yeux de façon à mieux vous concentrer.
- Engagement du plan superficiel : imaginez que vous êtes prise d'une envie pressante d'aller aux toilettes alors que vous êtes coincée dans un bouchon. La prochaine station essence est à cinquante kilomètres de là où vous êtes, et il n'y a aucun endroit où vous arrêter. Contractez votre bas-ventre comme pour vous retenir d'une envie d'uriner. Ce que vous sentez là, c'est le plan superficiel de votre périnée. Restez focalisée dessus ; contractez-le, puis relâchez-le en conscience. Maintenant, faites intervenir votre souffle : inspirez sur la contraction, expirez en relâchant. Recommencez cet exercice 5 à 6 fois, puis faites une pause.
- Engagement du plan moyen : contractez votre fessier, concentrez-vous sur la zone entre les deux ischions. Continuez à vous focaliser sur cette zone et contractez-la isolément, sans serrer les fesses cette fois. À chaque expiration, sollicitez vos muscles pour attirer les ischions l'un vers l'autre. Relâchez à l'inspiration. Recommencez cet exercice 5 à 6 fois, puis faites une pause.
- Engagement du plan profond : ce plan – le plus profond des trois – est de la plus haute importance. Comme vous le savez, il est situé au-dessus des deux autres et relie le sacrum au pubis. Vous êtes allongée, bien détendue. Imaginez cette fois qu'un élastique est tendu entre le sacrum et le pubis. Essayez de prendre le contrôle de cet élastique. Quand vous contractez cette zone, il se tend. Tirez-le vers le haut, en direction du nombril, puis relâchez-le. Maintenant, accordez-vous sur

Exercice

votre souffle : lors de l'expiration, étirez cet élastique imaginaire, lors de l'inspiration, relâchez-le. Recommencez cet exercice 5 à 6 fois, puis faites une pause.

- Vous allez engager les trois plans l'un à la suite de l'autre, dans le même ordre. Faites en sorte de diriger l'étirement en direction du nombril tout en observant le même rythme respiratoire qu'avant : contractez lors de l'expiration, relâchez lors de l'inspiration.
- En fin d'exercice, détendez-vous en restant sur le dos, laissez votre souffle circuler calmement et régulièrement.

Variantes : Vous pouvez faire cet exercice en étant assise ou debout.

Astuce : Si lors des exercices, Bébé est à vos côtés, gardez les yeux ouverts. Vous pouvez aussi l'installer sur vos genoux ou utiliser une écharpe porte-bébé, auquel cas vous devrez faire l'exercice debout.

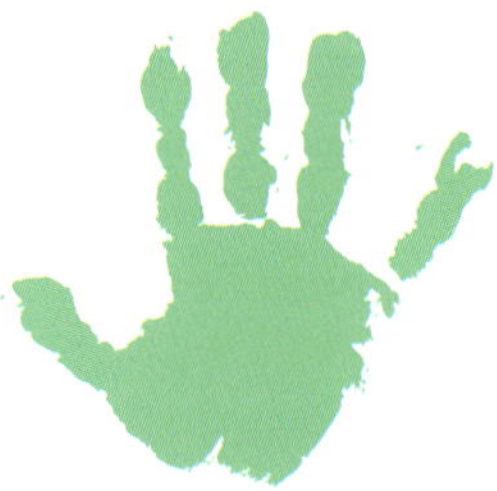

Ne vous en faites pas si vous n'arrivez pas à prendre tout de suite le contrôle des différents plans de votre périnée. Dans ce cas, faites appel à la visualisation et à la puissance de votre mental, la force de la pensée va vous permettre de prendre en main cette région de votre corps, qui va bénéficier d'un apport d'énergie même si vous ne parvenez pas encore à la sentir physiquement. Surtout n'abandonnez pas, avec le temps, vous allez beaucoup mieux percevoir ce qui se passe en vous.

▸ S'entraîner au quotidien

Comme vous le savez à présent, le périnée joue un rôle non négligeable au niveau du maintien de la colonne vertébrale. Si vous veillez à mobiliser votre périnée avant de vous lancer dans un mouvement qui vous oblige à vous pencher, à soulever un poids ou à faire une torsion, vous préviendrez les problèmes de douleurs dorsales, de hernies discales, d'incontinence voire de descente d'organes. Avant même de vous atteler aux tâches du quotidien, **pensez toujours à redresser votre colonne et à engager les différents plans du périnée**. Très important : pensez toujours à engager le plan profond du périnée, c'est-à-dire à tirer l'élastique imaginaire qui relie le sacrum au pubis en le dirigeant vers le haut. Tenez un moment, respirez calmement et faites ce que vous avez à faire.

▸ Ni vu, ni connu !

Peu importe le plan que vous êtes en train de mobiliser, cela passe complètement inaperçu, et c'est formidable ! **Vous pouvez faire travailler votre périnée quand bon vous semble** : le matin au lit, dans la voiture ou quand vous faites la queue à la caisse du supermarché. Et avec un peu d'entraînement, vous y arriverez aussi en pleine action, par exemple lorsque vous videz le lave-vaisselle ou passez l'aspirateur.

Nous en connaissons beaucoup des mamans qui négligent la rééducation de leur périnée, faute de temps selon elles. Eh bien c'est justement parce que l'on court après le temps – particulièrement lorsque l'on est mère de famille – qu'il faut trouver un moyen d'intégrer les exercices à son quotidien. Pour ce faire, mettez à profit les deux minutes où vous vous attardez un peu au lit le matin, avant la tétée ; utilisez les cinq minutes de répit de la sieste de Bébé, trouvez deux minutes encore avant de tomber dans les bras de Morphée pour faire un peu de yoga. Vous n'êtes pas obligée de faire des exercices plus longs chaque fois, mieux vaut peu que pas du tout. En faisant en sorte de **contracter et relâcher votre périnée en conscience et régulièrement, vous vous offrez un bon maintien et un bol d'énergie,** mais vous faites également du *training* autogène de pleine conscience, qui vous rend de plus en plus attentive à ce qui se passe en vous et dans votre corps. Quand vous concentrez votre attention sur votre périnée, vous renouez avec vous-même ainsi qu'avec votre souffle, vous êtes dans l'ici et le maintenant.

Le rôle de la respiration

Selon les yogis, **la respiration ne se contente pas de nous approvisionner en oxygène ; elle est aussi source de prana, l'énergie vitale.** Le souffle, c'est la vie ; plus nos respirations se font profondes, plus nous absorbons de l'énergie vitale. C'est pourquoi on veille, en yoga, à respirer profondément et calmement, de préférence par le nez. La respiration nasale présente plusieurs avantages : l'air se réchauffe en passant par les narines, qui filtrent aussi les particules de poussière qu'il contient. De plus, comme la résistance respiratoire s'intensifie, le diaphragme, muscle respiratoire des plus importants, doit travailler davantage. D'autre part, le yoga nous enseigne qu'ainsi on active deux canaux énergétiques très particuliers qui se situent de part et d'autre du nez. Ces canaux ou *nadis* ont pour nom Ida Nadi et Pingala Nadi et servent à maintenir l'équilibre énergétique de chaque côté du corps. L'on attribue à chacun de nos côtés, et à chacun des canaux, des propriétés particulières. Le côté droit représente notre aspect solaire, actif et masculin. Le côté gauche est en lien avec la lune et son énergie féminine, douce et équilibrante. Or il importe d'harmoniser ces deux aspects présents en chacun de nous.

IDA NADI = côté droit, aspect solaire, activité, qualités masculines.
PINGALA NADI = côté gauche, aspect lunaire, calme, qualités féminines.

Placez une main sous votre nez, puis respirez fortement : vous allez sûrement constater que l'air ne circule pas avec la même intensité dans les deux narines ; il passe mieux dans l'une que dans l'autre. Ce flux varie d'une narine à l'autre plusieurs fois par jour et n'est jamais vraiment le même, ce qui provoque un déséquilibre. Phénomène accentué lorsque l'une des narines est bouchée. Nous pouvons cependant y remédier grâce à la **respiration profonde, pratiquée en conscience ; elle nous libère de schémas respiratoires obsolètes et des émotions qui leur sont liées**. La respiration profonde permet de se sentir plus libre et plus détendue.

Et bien au-delà, le souffle est également un merveilleux outil pour mesurer la tolérance à l'effort. Si l'air approvisionné par le nez n'est pas suffisant pour couvrir les besoins en oxygène de votre corps, vous devez l'inspirer par la bouche, signe que vous faites probablement des efforts trop intenses. Quand on sature, on manque d'air. Mieux vaut alors passer à un exercice plus léger ou observer un temps de pause tant que vous n'arrivez pas à inspirer et expirer par le nez.

Quand une pause s'impose

Soyez à l'écoute de vous-même et de votre corps ! Avec un nourrisson sur les bras, les jours et les nuits se succèdent et ne se ressemblent pas. D'où la nécessité de veiller sur votre bien-être et de stimuler votre niveau d'énergie en fonction du quotidien – quitte à vous mettre en « mode pause » selon votre forme du moment. Nous repérons immédiatement les personnes habituées à faire du yoga parce qu'elles adoptent régulièrement des postures de relaxation lors de nos cours, chose que peu de débutants osent dans le but de tenir absolument le tempo du groupe. Les yogis expérimentés savent qu'**il ne s'agit pas seulement de tenir la posture, il faut aussi se sentir bien**. Peu importe que vous soyez débutante ou expérimentée : « osez » prendre une posture relaxante pour avoir le temps et la possibilité de ressentir intérieurement ce que l'exercice vous procure. Cela en vaut vraiment la peine. Et si l'une de ces postures vous semble inconfortable ou ne vous convient pas, essayez-en une autre, jusqu'à ce que vous ayez trouvé ce qui vous va sur le moment.

Passons en revue les postures de relaxation les plus importantes.

Posture de l'enfant

- C'est la posture classique adoptée en yoga pour se relaxer. L'énergie se concentre au milieu de votre corps, ce qui est très revigorant.
- Commencez par vous asseoir sur les talons. Inclinez votre buste vers l'avant, laissez votre ventre reposer sur vos cuisses, puis posez votre front sur le sol, bras tendus devant vous ; vous pouvez aussi les relâcher sur le côté. Sinon, mettez vos avant-bras sous votre front pour en faire une sorte de coussin. Petite astuce : vous pouvez caler un coussin en dessous de vos fesses pour faire la posture de l'enfant.

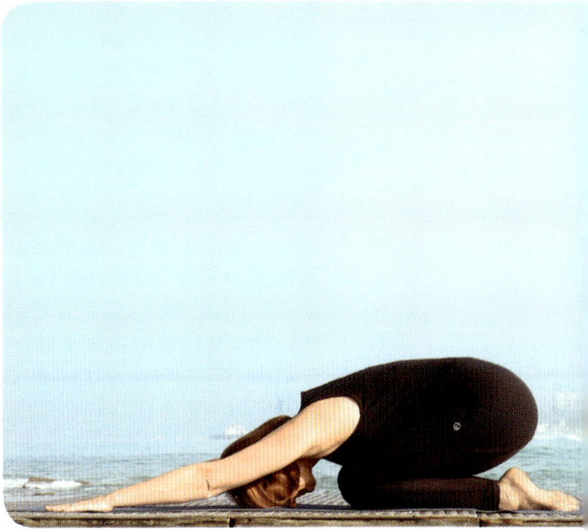

Sur le dos, pieds au sol

- Quand on vient de pratiquer une asana en position allongée, ce n'est pas toujours commode de devoir changer de position pour adopter la posture de l'enfant. Or, certaines postures allongées font très bien l'affaire : elles soulagent le bas du dos, et dissipent la tension présente dans le corps.
- Allongée sur le dos, si possible yeux clos, mains posées sur le bas-ventre, vos deux genoux sont pliés, vous pouvez aussi les ramener sur la poitrine. Votre tête repose soit directement sur le sol, soit sur un coussin de méditation. Vous abandonnerez ainsi toute tension.

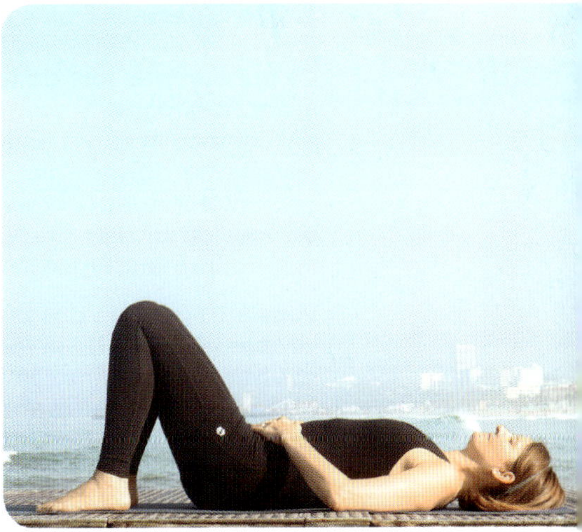

Savasana

- Cette posture est l'une des plus connues en yoga pour se détendre et observer un temps de pause. Elle est volontiers utilisée pour clore une série d'exercices. Savasana permet d'atteindre un état de paix très profond.
- Allongez-vous à plat sur le sol. Selon ce que vous préférez, bras posés sur le bas-ventre ou à côté du corps, de façon à ce qu'ils ne touchent pas le tronc, paumes des mains dirigées vers le haut. Vos jambes sont tendues et écartées l'une de l'autre, vos pieds et vos genoux pointent légèrement vers l'extérieur. Abandonnez vos tensions à la terre. Faites si possible cet exercice les yeux fermés.

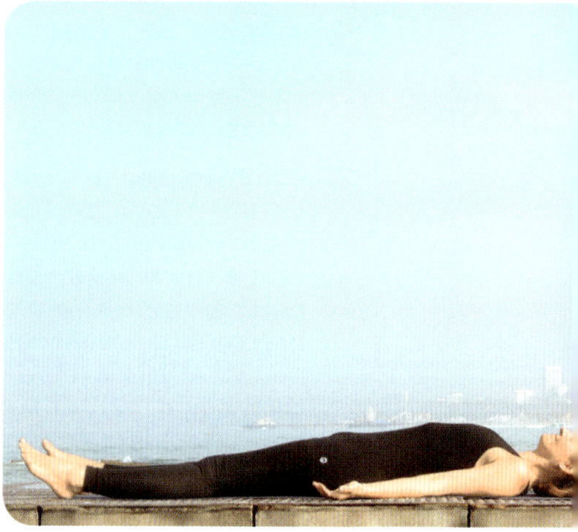

Flexion avant

- Cette posture relaxante s'effectue debout, elle permet d'étirer tout l'arrière du corps. Ce qui compte, lors de la flexion avant, c'est que le ventre entre en contact avec les cuisses, les jambes ne doivent pas être forcément tendues. L'essentiel est de vous sentir bien et de pouvoir respirer profondément.
- Vous êtes debout, dos bien droit, jambes écartées de la largeur de vos hanches. Inclinez le buste le plus possible vers l'avant en gardant un dos bien droit, jusqu'à ce que votre ventre entre en contact avec vos cuisses. Mieux vaut plier légèrement les genoux et réussir à poser les mains sur les tibias que de faire le dos rond en gardant les jambes tendues.

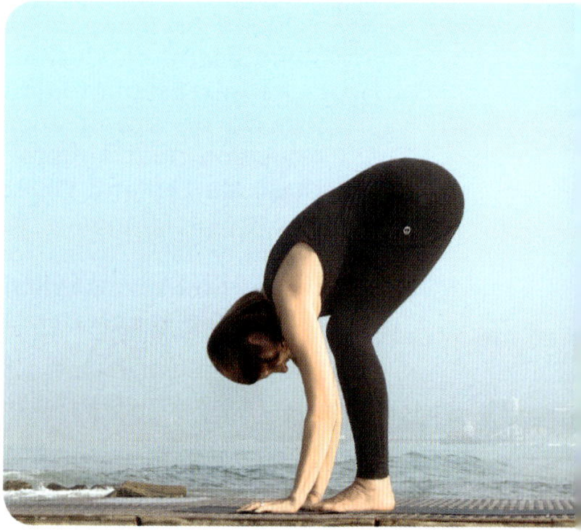

Des exercices à décliner

Quand nous parlons en cours de variantes, de nombreuses participantes s'imaginent qu'elles sont plus « faciles » ou au contraire plus « difficiles » à réaliser. Peu nous importe de savoir si quelqu'un est « meilleur » ou « moins bon », ce qui impliquerait de lui faire travailler des postures faciles ou difficiles. Notre seul but est de **vous aider à trouver l'exercice qui aujourd'hui vous fera du bien.** Vous pouvez très bien vous exercer à une variante et passer à une autre le lendemain. Notre état d'esprit change selon les jours, il en va de même pour le choix de nos repas et de nos vêtements : pourquoi faudrait-il pratiquer tous les jours la même asana ?

Nous vous proposons deux variantes à de nombreux exercices. À vous de choisir celle qui vous convient le mieux, en fonction de votre forme du moment. En yoga, avec moins, on peut faire plus. Les yogis expérimentés sont, eux aussi, confrontés aux enjeux de la performance dictés par notre époque ; ils doivent faire preuve de constance pour résister à cette pression en conscience dans le cadre de leur pratique. « Toujours plus haut, toujours plus vite, toujours plus fort » est une notion du **quotidien à bannir avant de se poser sur son tapis de yoga.** Ce qui importe en revanche, c'est de choisir les postures qui vont répondre à vos besoins du moment. Cela consiste à explorer votre état d'esprit, à vous demander ce qui vous fera du bien, à choisir les variantes les plus adaptées à votre morphologie. Au lieu de chercher la perfection pour poster des photos de soi en yogi sur Instagram, mieux vaut réussir à faire les exercices qui conviennent à ce moment-là, cela signifie que l'on est sur le bon chemin. C'est cela, l'esprit yoga !

Comme nous l'avons déjà évoqué, la respiration est, à nos yeux, analogue à un baromètre. Si votre souffle circule librement et régulièrement, cela signifie que vous avez trouvé la variante dont vous aviez besoin aujourd'hui. Si, en revanche, votre souffle se fait plus rapide, plus saccadé, il est probable qu'en choisissant la variante, vous avez présumé de vos forces.

Dès que vous aurez commencé à **faire du souffle votre allié**, c'est tout votre monde qui va changer. En effet, vous aurez trouvé un outil puissant qui ne coûte rien, et qui peut vous aider à faire le point sur de nombreux domaines de votre vie. Gardez ceci en tête : **le souffle nous apporte l'**énergie de vie. Il serait vraiment dommage de garder des habitudes respiratoires hasardeuses qui nous privent d'énergie vitale ! Nous ne saurions trop vous recommander de **veiller à respirer aussi souvent que possible profondément et calmement**. Faites-le à tout moment : lorsque vous faites une promenade avec la poussette, en circulant dans les allées du supermarché ou en conduisant. Faites-le lorsque vous changez les couches de Bébé ou que vous l'allaitez. Vous allez finir par vivre la respiration en conscience comme une mini-méditation à pratiquer autant que vous le voulez au quotidien. **Respirez. Le souffle, c'est la vie !**

L'art de clore une séance de yoga

C'est une séquence qui devrait faire partie intégrante de vos exercices. Elle permet d'harmoniser les énergies et de pourvoir le corps et l'esprit en détente. D'où notre conseil : veillez à toujours conclure vos séances avec la série d'exercices n°10 (voir p. 197). Et si vous avez envie de vous détendre en profondeur, rien ne vous empêche de vous concentrer exclusivement sur la série n°10.

Si vous manquez de temps pour vous adonner à une séquence de relaxation plus longue, n'hésitez pas à recourir à la posture savasana, en veillant à la tenir quelques minutes (voir p. 116 et encadré ci-dessous). Vous pouvez aussi vous mettre en position de méditation, autre moyen de conclure votre séance de yoga.

Savasana – un repos attentif

Cette posture de relaxation très appréciée a une traduction en français pour le moins étrange : sava signifie « cadavre ». D'où son autre nom, la posture du cadavre. C'est en effet ainsi que reposent les morts. Le but de cette posture est de parvenir à faire corps avec le sol, lui abandonner ses tensions et reposer de manière parfaitement immobile, à la manière d'un mort. Mais contrairement au corps qui est au repos total, l'esprit reste complètement alerte ; de quoi se recentrer sur soi, tout en étant dans la conscience de ce qui est à l'extérieur.

2. Nos séries d'exercices

Voici dix séries d'exercices sélectionnées par nos soins, elles varient en fonction de la thématique choisie :

Comment les enchaîner

Nos séries d'exercices sont structurées de façon simple mais efficace. Nous avons fait en sorte que chacune de nos dix séries d'exercices se focalise sur un sujet bien précis et se distingue ainsi l'une de l'autre. Chaque série d'exercices dure en moyenne dix à quinze minutes, ce qui est **réalisable au quotidien** et vous permet de **faire du yoga tout en ayant** Bébé à vos côtés, sans craindre d'être interrompue parce que c'est l'heure de l'allaiter ou de lui changer la couche.

Et si vous avez l'occasion de passer le relai à une mamie, un papi ou à votre conjoint pour veiller sur votre bout de chou, libre à vous d'enchaîner les séries d'exercices les unes après les autres. Cependant n'oubliez jamais ceci : même si vous n'arrivez à faire qu'un seul exercice, c'est bien mieux que ne rien faire du tout.

▸ Le choix des exercices

Les séries d'exercices 1 et 2 sont en elles-mêmes un programme de remise en forme efficace de l'ensemble du corps. Si vous avez envie d'aller au-delà, l'une de ces deux séries peut très bien faire office d'échauffement avant d'en entamer une autre. Les séries d'exercices qui sont numérotées de 4 à 8 se focalisent davantage sur une région bien précise du corps. La série 3 est parfaite en cas de gros « coup de mou », et la série 9 vous aide à stabiliser votre mental au quotidien. Veillez à toujours prendre le temps de conclure vos exercices avec la série d'exercices numéro 10. Elle vous procurera une **sensation de détente intense** et vous permettra de **vous sentir encore plus centrée**.

Ne vous laissez pas déstabiliser si certains exercices vous semblent difficiles. En règle générale, ce sont justement ceux-là qu'il vous faut : ils vous font travailler des régions de votre corps certainement négligées depuis un certain temps déjà.

L'essentiel en un coup d'œil

- *soyez à l'écoute de votre corps ;*
- *respirez profondément et régulièrement ;*
- *choisissez les variantes en fonction de votre état de forme ;*
- *observez des temps de pause grâce à une posture de relaxation ;*
- *faites travailler votre périnée (p. 88) en le mobilisant lors des exercices.*

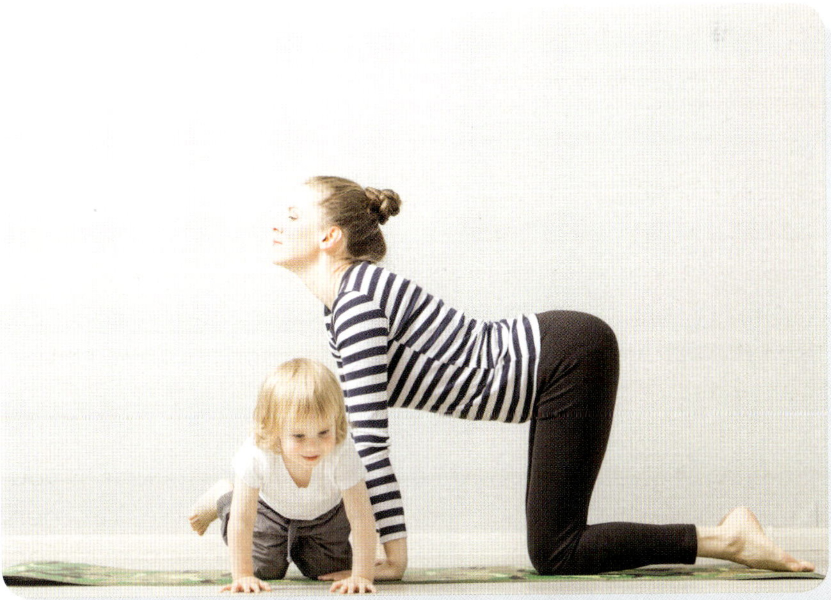

1. On y va doucement !

- **Temps à prévoir :** environ 10 à 15 minutes, cela dépend de la fréquence à laquelle vous refaites les exercices.
- **Bienfaits :** ces exercices font circuler l'énergie, mobilisent toutes les articulations et stimulent la circulation sanguine.

Cette série d'exercices vous permet de « réveiller » l'ensemble de votre corps. Les mouvements et étirements se font tout **en douceur**, pour le plus grand bien-être de l'esprit et du corps. L'énergie se diffuse librement. Bien souvent, on se sent plein d'énergie après cette série, et cela donne envie d'en faire une autre ou de s'offrir quelques asanas supplémentaires. Cela dit, libre à vous d'en rester là. Reportez-vous aux instructions de la page p. 172 pour faire travailler votre périnée pendant vos exercices.

Respiration en arc de cercle

- Vous êtes debout, le dos bien droit. Épaules détendues, jambes écartées de la largeur de vos hanches, dirigez votre sternum vers le haut pour redresser votre colonne.

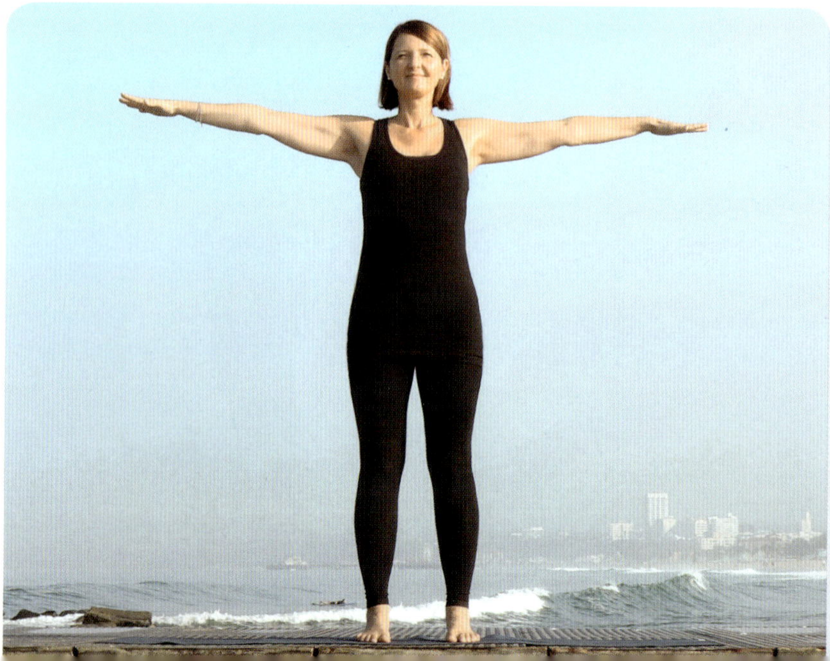

- Laissez vos mains se rejoindre à hauteur du bas-ventre, paumes vers l'intérieur. Les doigts pointent en direction du sol.
- Lors de l'inspiration, vos doigts s'envolent pour amener vos bras vers le haut, en un mouvement circulaire latéral.
- Lors de l'expiration, ramenez vos bras de côté, en arc de cercle, sans briser leur élan avant de les faire s'envoler à nouveau de côté.
- Recommencez cet exercice de balayage 5 à 8 fois sans briser le mouvement.

Bienfaits : le corps est mis en mouvement, la concentration s'installe, l'énergie circule.

Astuce : mobilisez votre périnée, particulièrement lorsque vous inspirez, continuez à le contracter lors de l'expiration. N'hésitez pas à refaire cet exercice « mentalement » quand vous faites la queue au supermarché par exemple.

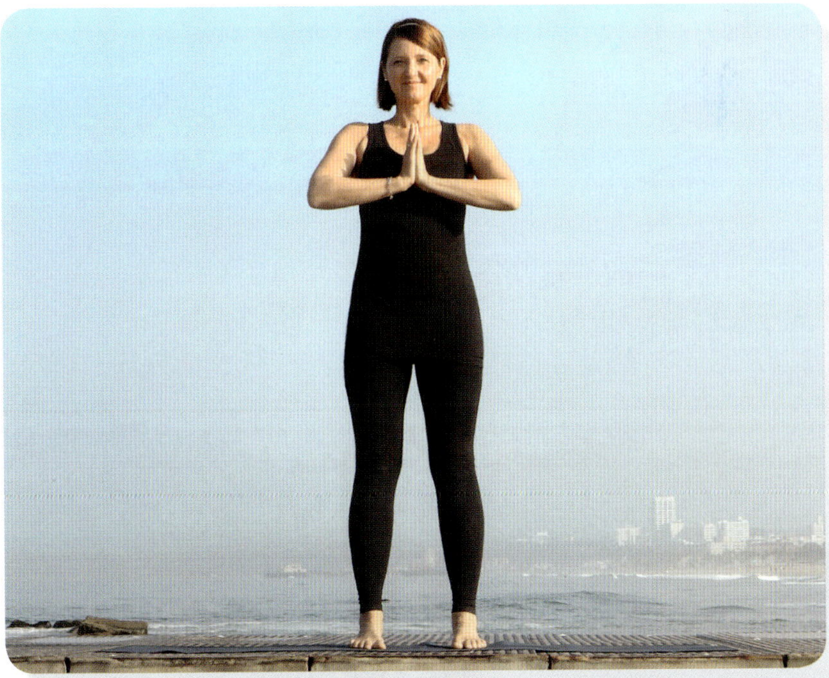

Rotation des épaules

- Vous êtes debout, bien droite et vos pieds sont dans l'alignement de vos hanches, vos épaules sont détendues. Faites en sorte que votre sternum soit dirigé vers le haut pour rester bien droite, puis engagez votre périnée.
- Posez la pointe de vos doigts sur vos épaules. Lors de l'inspiration, réalisez un mouvement circulaire ascendant avec vos coudes et vos épaules vers l'avant.
- Lors de l'expiration, réalisez un mouvement circulaire descendant avec vos coudes et vos épaules vers l'arrière. Continuez ainsi.
- Recommencez cet exercice 8 à 10 fois sans briser le mouvement.

Bienfaits : mobilise les articulations des épaules, stimule la circulation sanguine, échauffe les muscles qui enserrent l'articulation des épaules.

Astuce : c'est l'arme fatale contre les contractures de la nuque !

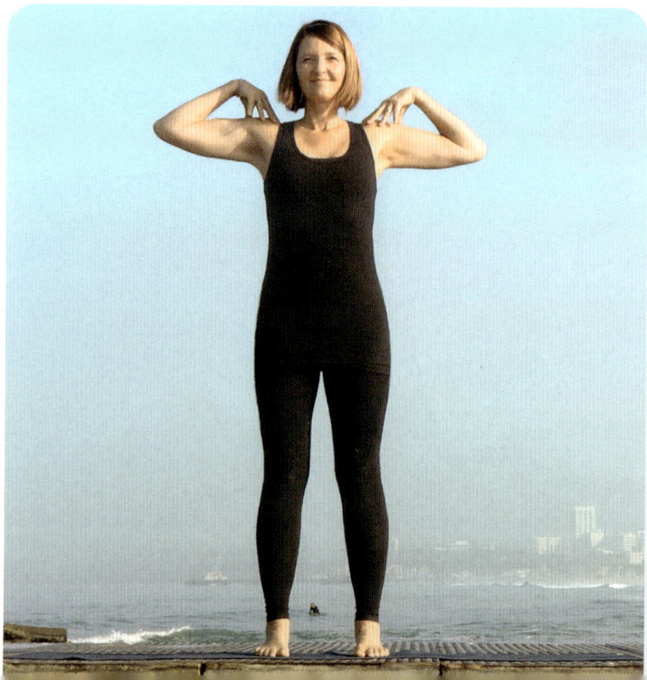

Rotation des hanches

- Vous êtes debout, bien droite. Placez vos pieds écartés de la largeur du tapis. Soulevez votre sternum vers le ciel pour que votre dos reste bien droit, vos genoux sont légèrement pliés pour assurer une bonne stabilité, votre périnée est engagé.
- Faites faire à vos hanches des rotations amples en vous aidant de vos mains, de façon à tourner autour de votre axe. Veillez à étirer vos coudes vers l'arrière du dos pour libérer tout l'espace nécessaire à votre souffle.
- Faites 8 à 10 cercles, puis changez le sens de rotation.

Bienfaits : mobilisation et échauffement des hanches, qui sont bien irriguées.

Astuce : faites travailler votre périnée en le mobilisant tout particulièrement lors de l'inspiration, continuez à le contracter lors de l'expiration. Attention : si vous avez coutume de porter Bébé de côté, c'est au détriment de vos hanches. Grâce à ce mouvement de rotation, elles pourront retrouver de la souplesse et se rééquilibrer.

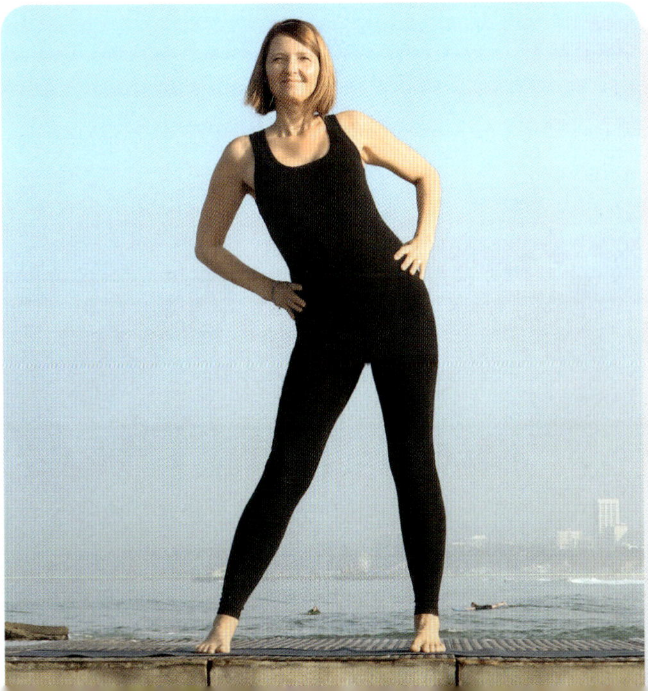

Exercice

Flexion avant - flexion arrière

- Vous êtes debout, le dos bien droit. Vos épaules restent détendues tandis que vos omoplates se rapprochent de la colonne vertébrale. En même temps, dirigez votre sternum vers le haut et posez vos mains sur vos hanches. Veillez à tirer vos coudes derrière votre dos pour les rapprocher l'un de l'autre.
- Lors de l'expiration, inclinez votre buste de façon à ce qu'il soit parallèle au sol tout en pliant légèrement vos genoux. Engagez votre périnée, votre abdomen résiste à la force de gravité en essayant d'aller à la rencontre de la colonne vertébrale.
- Inspirez. Ce faisant, mobilisez à nouveau votre périnée tout en vous redressant pour ensuite vous incliner légèrement vers l'arrière, ce qui amène votre bassin à basculer légèrement vers l'avant.
- Recommencez ce mouvement de flexion avant-flexion arrière de 5 à 8 fois.

Bienfaits : mobilisation des hanches et du dos.

Astuce : quand vous êtes en flexion arrière, veillez à rapprocher vos omoplates en conscience tout en maintenant votre ventre bien contracté. Vivement conseillé aux mamans qui ont une fâcheuse tendance à se voûter lorsqu'elles allaitent, cet exercice est très agréable car il ouvre la cage thoracique.

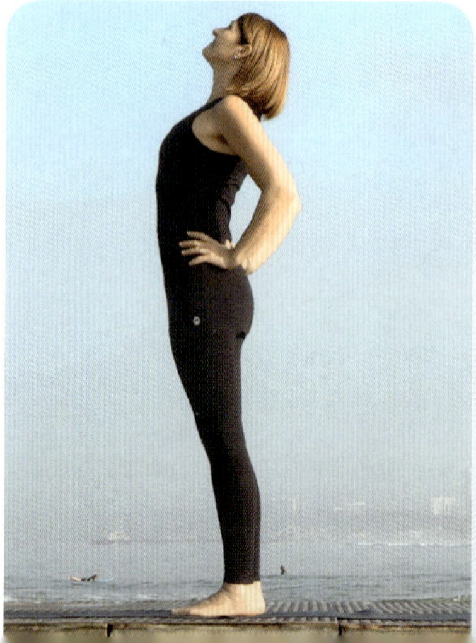

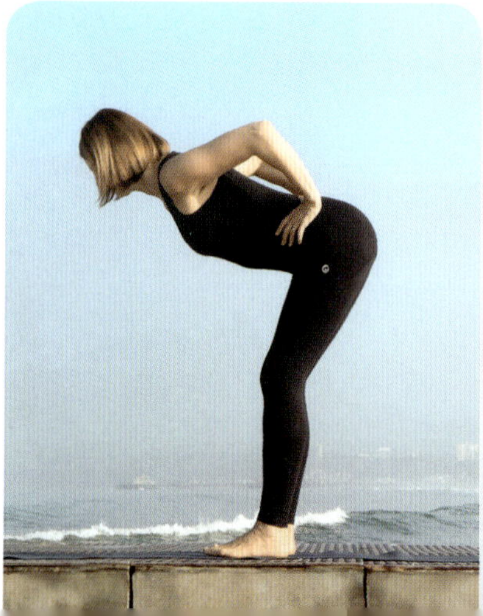

Étirement de l'ensemble du corps

- Vous êtes debout, le dos bien droit, vos épaules sont détendues. Sternum dirigé vers le haut pour redresser votre colonne, engagez votre périnée. Croisez les mains devant vous, paumes vers l'extérieur.
- Lors de l'inspiration, tendez les bras en direction du ciel. Étirez l'ensemble de votre corps le plus possible vers le haut, comme si vous étiez en train de grandir. Respirez dans la posture, périnée toujours mobilisé.
- Lors de l'expiration, ramenez vos bras sur le côté en un ample demi-cercle.
- Recommencez cet exercice 1 fois en respirant 5 à 6 fois dans la posture.

Variante : si vous le souhaitez, soulevez vos talons lors de l'étirement, regard dirigé vers le ciel.

Bienfaits : un étirement pour l'ensemble du corps, qui soulage énormément lorsque l'on a mal au dos.

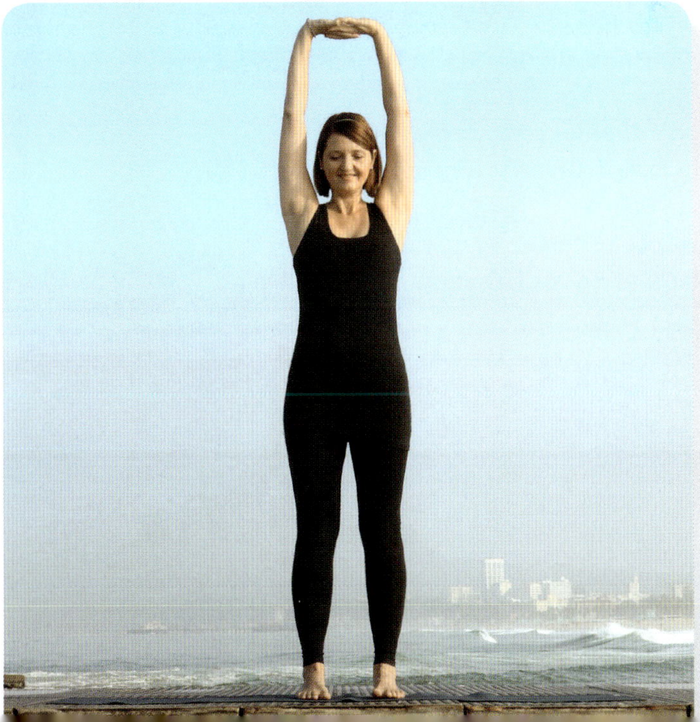

2. Salutation au soleil

- **Temps à prévoir :** environ 10 minutes.
- **Bienfaits :** cet enchaînement stimule le flux d'énergie et dissipe les blocages. Revigorant et équilibrant.

Cette variante de la salutation au soleil permet au corps de prendre des forces et de s'étirer. Si cette posture peut faire office d'échauffement, elle peut aussi être réalisée comme un exercice à part entière. En principe, la salutation au soleil consiste en une suite d'asanas, et c'est ce qui la rend très efficace. D'où la nécessité de les enchaîner les unes après les autres si vous voulez pleinement bénéficier de ses effets bienfaisants.

Samasthiti

- Tenez-vous bien droite, en position debout ; vos pieds sont l'un à côté de l'autre. Votre respiration est calme et profonde.
- Sternum dirigé vers le haut pour redresser la colonne, vos épaules sont détendues, votre périnée est engagé.

Variante : Écartez vos pieds de la largeur de vos hanches.

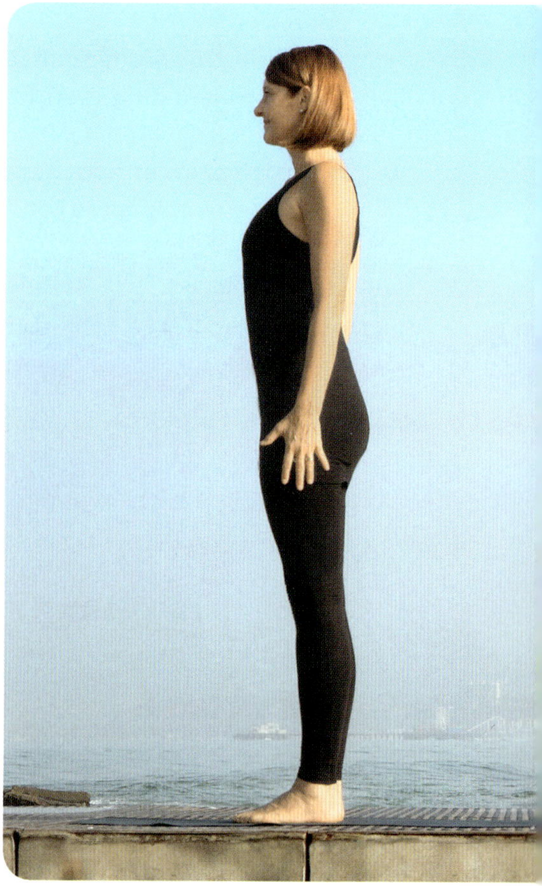

Posture de la montagne

- Inspirez. À partir de samasthiti, levez les bras de côté vers le ciel. Joignez vos mains, laissez votre regard se diriger vers elles, en hauteur. Vos épaules sont détendues.

Variante en cas d'épaules fragilisées : levez les bras en oblique devant vous.

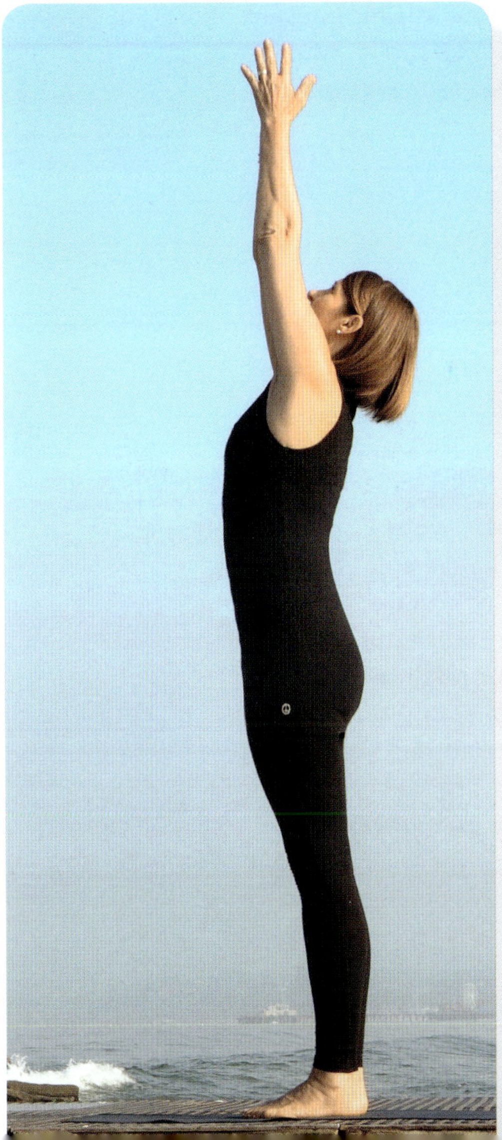

Flexion avant

- Expirez. Gardez le dos bien droit avant de vous incliner vers l'avant. Laissez votre abdomen toucher vos cuisses. Vos genoux sont légèrement pliés, votre périnée est engagé.

Variante : vos mains peuvent prendre appui sur le haut de vos cuisses ou sur vos tibias.

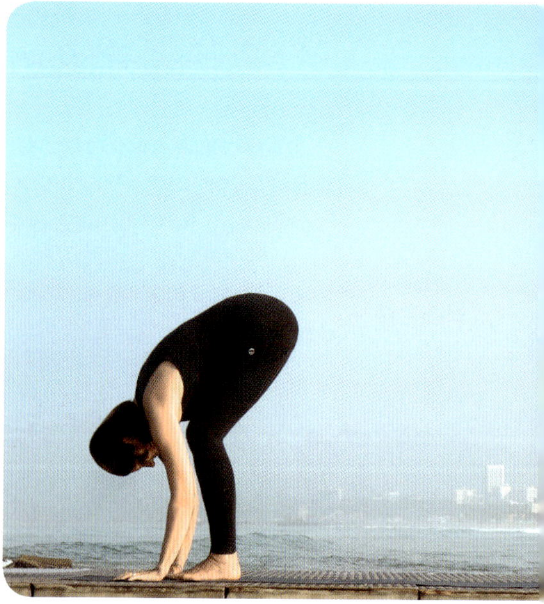

Un dos bien droit

- Lors de l'inspiration, sortez de la flexion avant en soulevant légèrement votre buste. Votre périnée est mobilisé, votre nombril est attiré vers la colonne vertébrale. Votre colonne est bien étirée sur toute sa longueur, vos omoplates se rapprochent doucement l'une de l'autre.

Variante A : genoux pliés.
Variante B : vos mains restent posées sur vos cuisses.

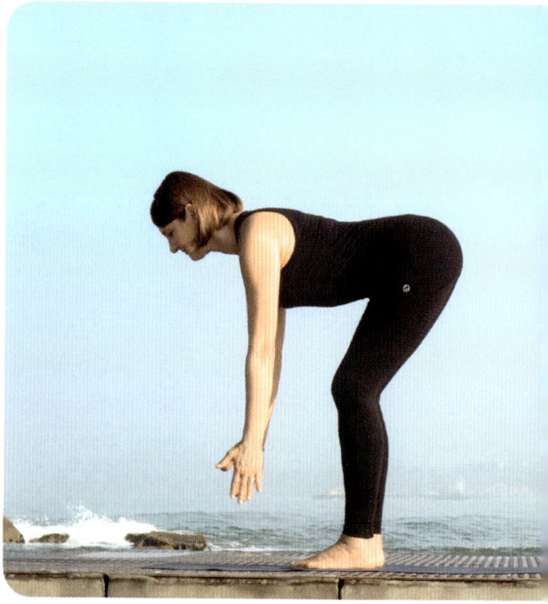

Posture du chat/vache

- Mettez-vous à quatre pattes, expirez. Vos bras sont écartés de la largeur de vos épaules. Lors de l'expiration, faites le dos rond, lors de l'inspiration, cambrez-le ; alternez le mouvement à chaque respiration.

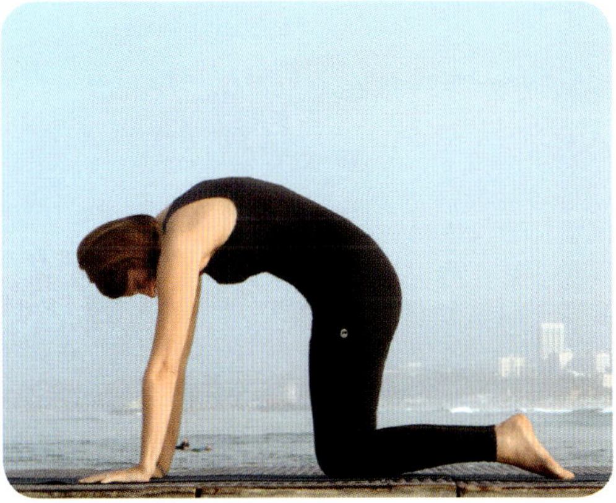

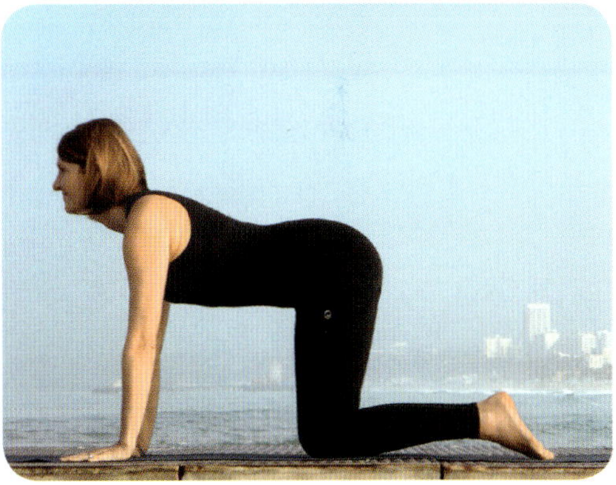

Posture du cobra

- Lors de l'inspiration, mettez-vous sur le ventre, mains en dessous des épaules. Mobilisez la force de votre dos pour redresser votre buste. Appuyez fermement de vos deux pieds sur le sol. Tirez votre abdomen vers la colonne avec un périnée bien engagé. Votre tête doit rester dans l'axe de votre colonne vertébrale.

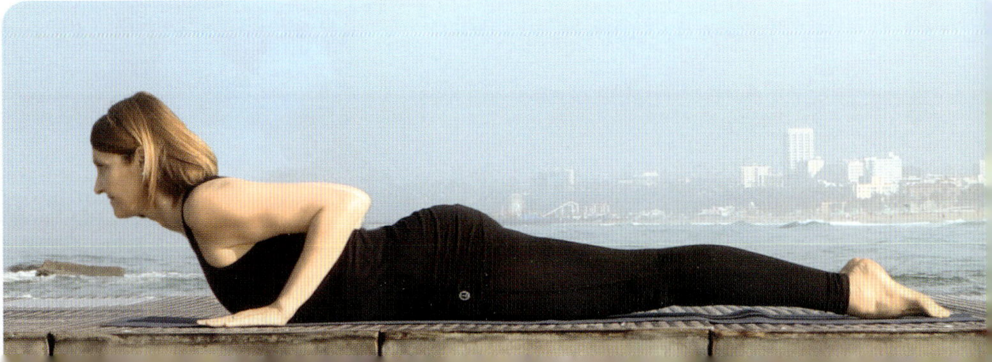

Exercice

Posture du chien tête en bas

- Lors de l'expiration, transférez votre poids sur vos mains, doigts déployés en éventail. Dans cette position à quatre pattes, soulevez les genoux ; vos fesses opèrent un mouvement oblique vers l'arrière tout en remontant vers le plafond. Tendez vos jambes, votre dos reste bien droit.

Variante : pliez vos genoux.

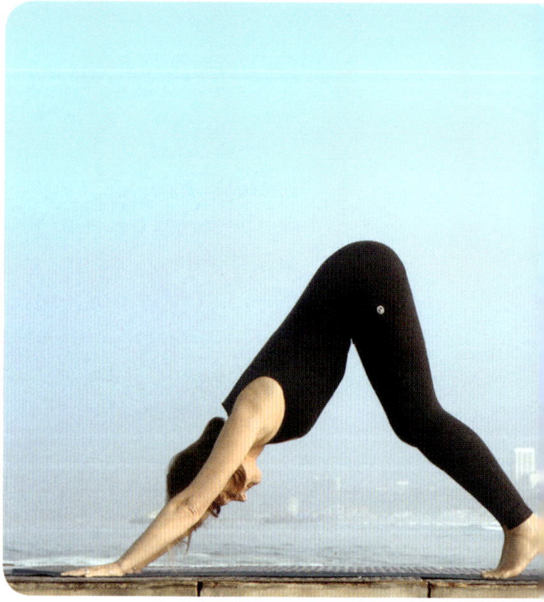

Un dos bien droit

- Lors de l'inspiration, réduisez l'écart entre vos pieds pour qu'il soit inférieur à celui des mains, votre périnée est mobilisé, votre nombril attiré vers la colonne vertébrale. Votre colonne est bien étirée sur toute sa longueur, vos omoplates se rapprochent doucement l'une de l'autre.

Variante : mains posées sur vos cuisses.

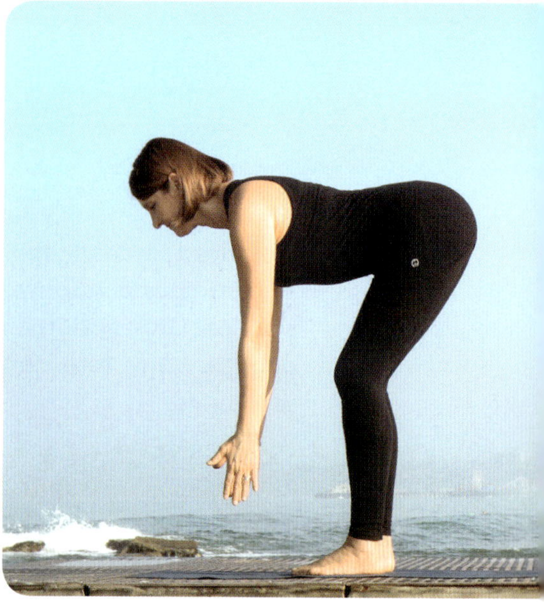

Flexion avant

- Lors de l'expiration, inclinez votre tronc vers l'avant en veillant à garder le dos bien droit, votre abdomen peut entrer en contact avec vos cuisses. Fléchissez légèrement vos genoux, mobilisez votre périnée.

Variante A : genoux en flexion.
Variante B : prenez appui sur vos cuisses ou vos tibias avec les mains.

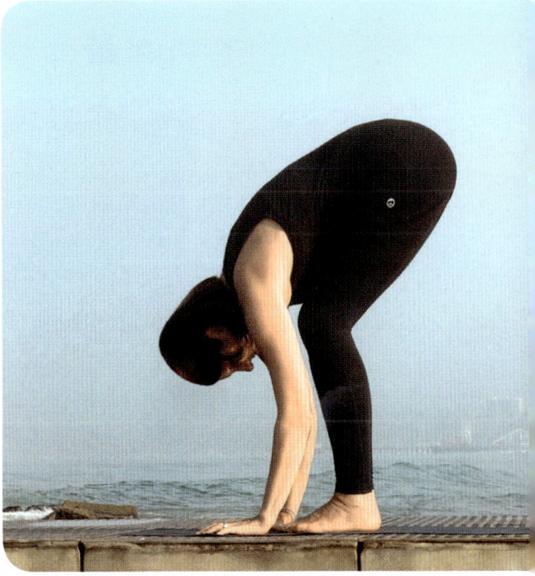

Posture de la montagne

- Sortez de la flexion avant lors de l'inspiration en redressant le tronc ; levez les bras de côté en direction du ciel. Joignez vos mains, laissez votre regard se diriger vers elles, en hauteur. Vos épaules sont détendues.

Variante en cas d'épaules fragilisées : levez les bras en oblique devant vous. Expirez et retrouvez la posture samasthiti.

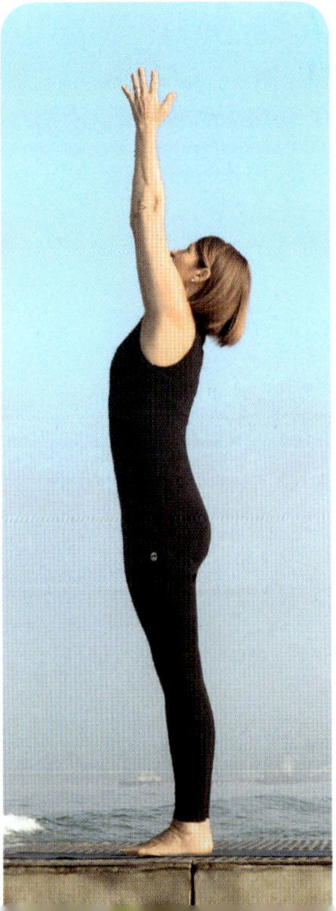

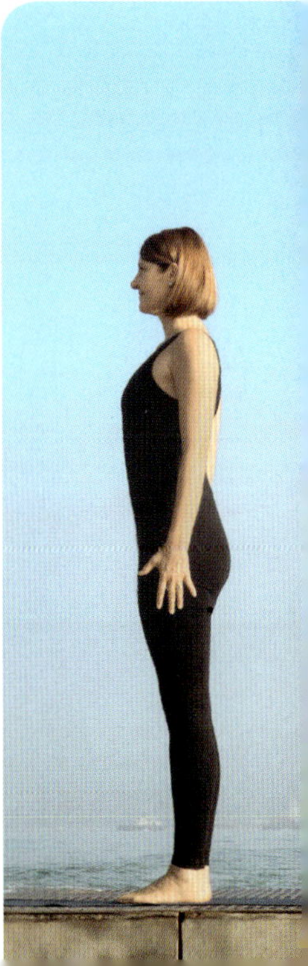

3. Postures pour stimuler l'énergie

- **Temps à prévoir :** environ 10 minutes.
- **Bienfaits :** cette série d'exercices décuple l'énergie, rend alerte, renforce la confiance en soi et la conscience de qui je suis.

Lorsque vous vous sentez complètement vidée, sachez que cette série d'exercices est idéale pour faire remonter sensiblement votre niveau d'énergie. Elle peut vous aider à mieux vivre vos nuits et vos jours, et en général à vous sentir en bien meilleure forme. Cerise sur le gâteau, elle peut vous aider à développer votre force intérieure pour avancer dans la vie avec confiance, bien campée sur vos deux jambes.

Renforcer le verrou racine

- Mettez-vous à quatre pattes, mains dans l'axe de vos épaules, genoux à hauteur de vos hanches. Calez un coussin de méditation sous vos genoux si nécessaire. Relâchez l'abdomen et le périnée en conscience, de façon à ce que l'abdomen se bombe vers le sol.
- Focalisez-vous sur la région entre le pubis et le sacrum, là où se trouve le plan profond de votre périnée, et engagez-le

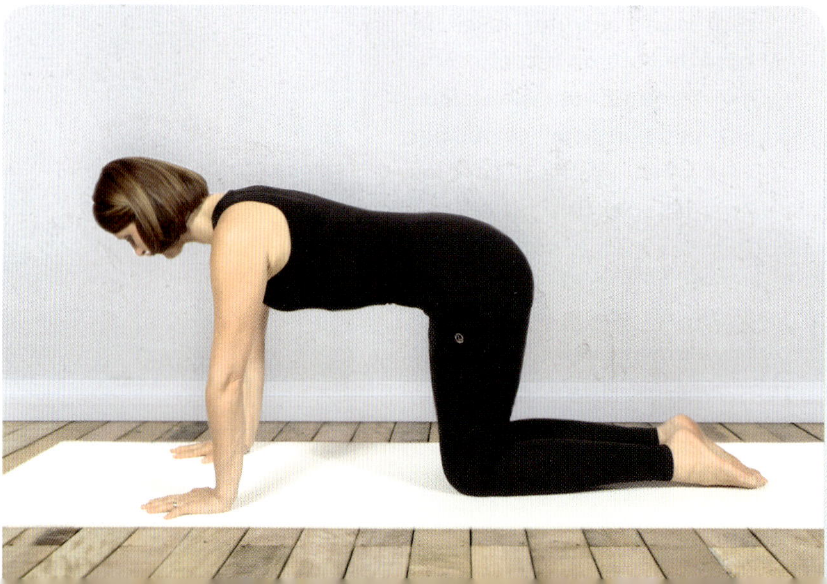

comme si vous tiriez sur un élastique imaginaire, en direction du nombril. Veillez à respirer librement et calmement.

- Une fois que vous y êtes, contractez-le lors de l'expiration, relâchez-le lors de l'inspiration.
- Quand l'exercice prend fin, adoptez la posture de l'enfant pour vous détendre.

Bienfaits : approvisionne le corps en énergie, fait travailler le périnée, renforce le chakra racine.

Kit de secours : un coussin de méditation.

Allons un peu plus loin

Variante A : soulevez un genou à environ 2 centimètres du sol. Tenez la pose brièvement, puis passez à l'autre genou.
Variante B : soulevez le bras droit et le genou gauche à une hauteur d'environ 2 à 5 centimètres du sol ; comptez 5 à 10 respirations, puis changez de côté.
Variante C : soulevez les deux genoux à environ 2 centimètres du sol.

Astuce : vous pouvez aussi placer le coussin de méditation sous l'une de vos mains. Certes, cela corse l'exercice en termes d'équilibre, mais vous y gagnez avec un entraînement plus exigeant.

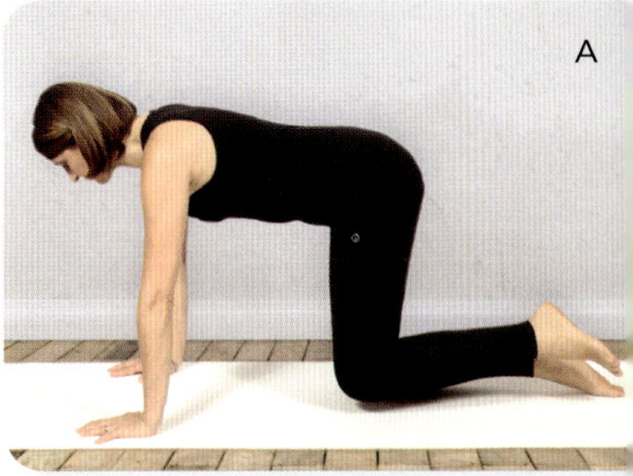

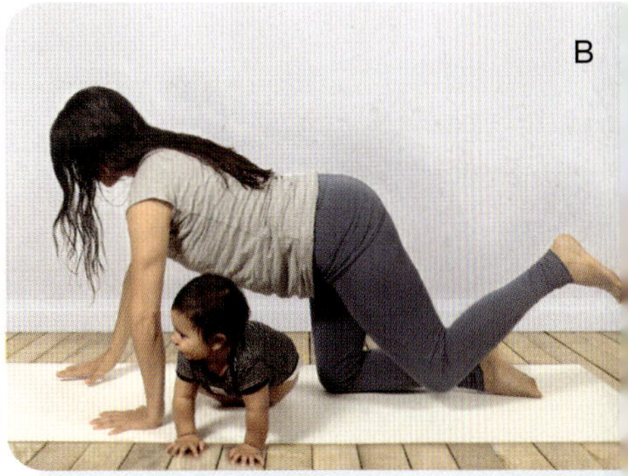

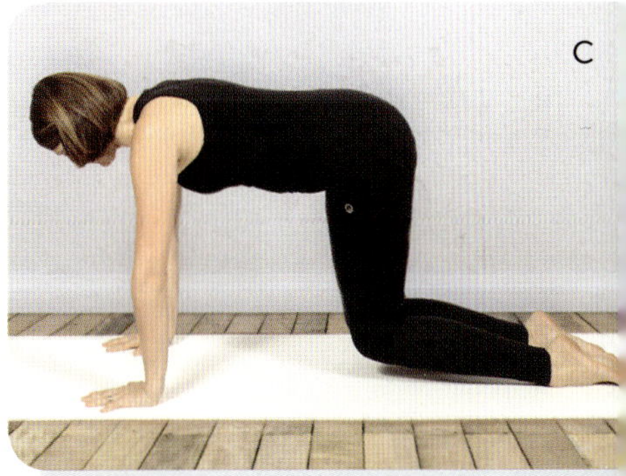

Assise sur les talons, flexions arrière

- Mettez-vous sur les genoux, laissez aller votre fessier vers l'arrière pour qu'il se pose sur vos talons. À partir de cette posture, posez vos mains sur le sol de 10 à 30 centimètres derrière vos pieds, en fonction de la longueur de votre tronc. Respirez profondément et calmement.
- Prenez fermement appui sur vos mains et déplacez votre sternum vers le haut, pour qu'il soit bien ouvert.
- Maintenant, activez le plan profond de votre périnée en faisant appel à l'image mentale de l'élastique, tendu entre le pubis et le sacrum. Tirez cet élastique vers le haut, en direction du nombril.
- Soulevez votre bassin vers le haut, vous ouvrez ainsi votre cage thoracique. Surtout, pensez à sourire !
- Respirez 5 à 8 fois dans la posture.
- Revenez à la posture de l'enfant pour vous détendre.

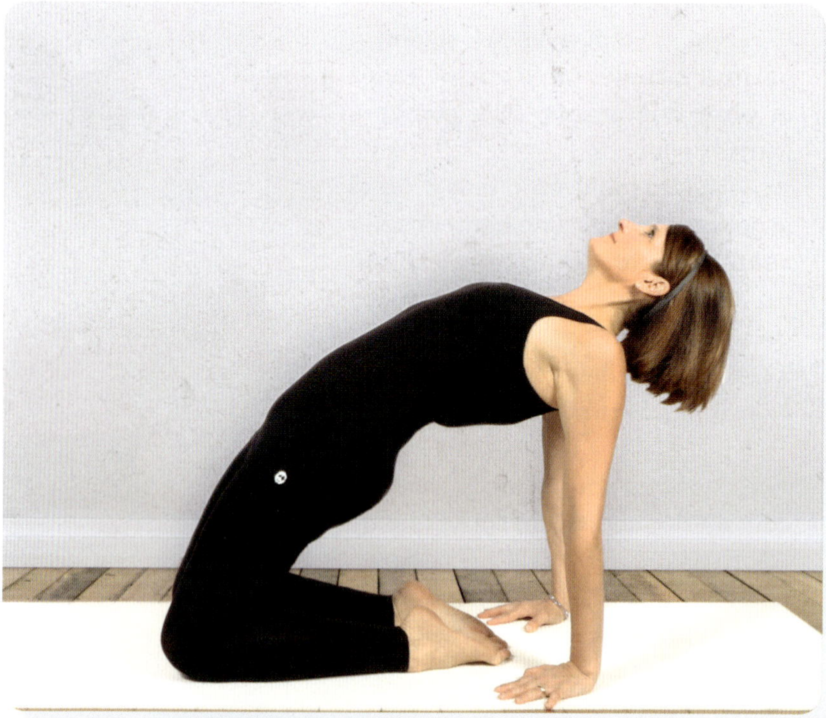

Bienfaits : cet exercice est lui aussi pourvoyeur d'énergie. En même temps, il ouvre merveilleusement bien le thorax, la respiration se fait nettement plus ample. Particulièrement recommandée aux mamans qui ont tendance à se recroqueviller dans leur cage thoracique ou qui présentent des troubles dépressifs, cette posture aide à remonter le moral.

Kit de secours : un coussin de méditation, un bloc de yoga.

Allons un peu plus loin

Variante A : placez un coussin ou un bloc de yoga sous vos fesses pour soutenir votre bassin.

Variante B : en veillant à maintenir votre fessier sur vos talons, c'est quasiment tout le thorax qui s'ouvre.

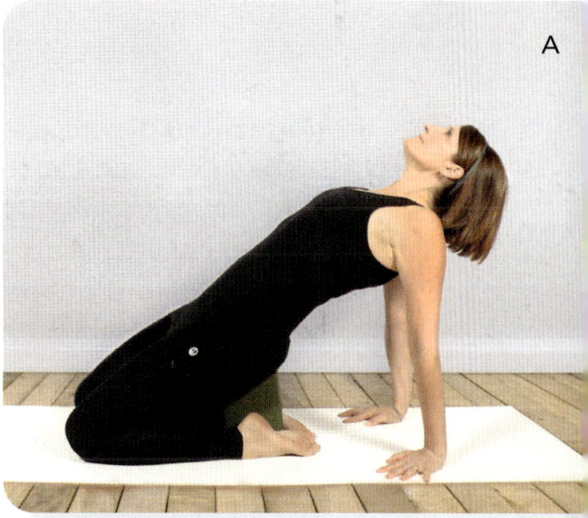

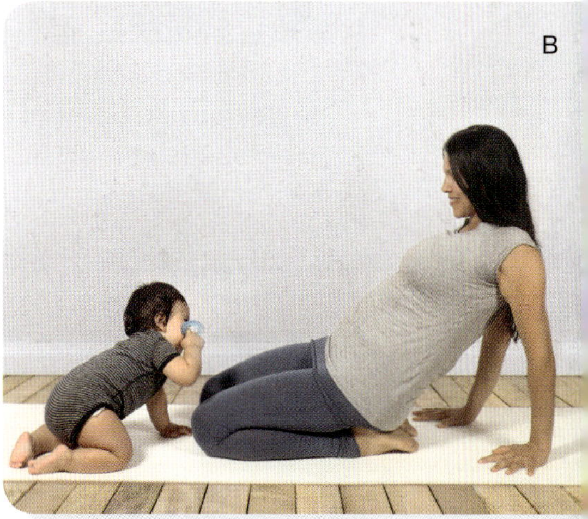

Posture du guerrier

- Mettez-vous debout, bien droite, épaules détendues, sternum dirigé vers le haut pour redresser votre colonne. Respirez profondément et calmement.
- Faites un grand pas en arrière avec votre pied droit, talon au sol. Les orteils sont orientés à 45 degrés vers l'extérieur. La jambe gauche – qui est en avant – est en position fléchie ; celle de droite, à l'arrière, est tendue. Positionnez vos deux pieds comme s'ils étaient sur deux rails, pour que vos hanches soient bien parallèles.
- Lors de l'inspiration, ramenez vos mains jointes soit à hauteur de la poitrine, soit au-dessus de la tête, ou en diagonale, doigts tendus vers le ciel.
- Engagez votre périnée, aspirez la région de l'abdomen juste en dessous du nombril vers l'intérieur. Dirigez votre sternum

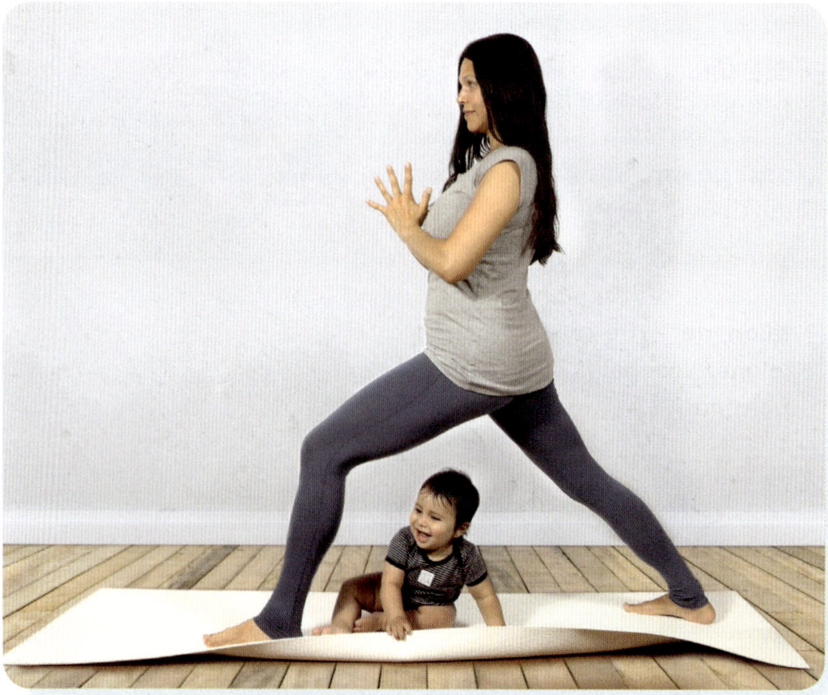

vers le haut pour soulever davantage vos côtes. Tout en contractant votre abdomen, fléchissez un peu plus le genou de la jambe gauche.

- Maintenez la posture en respirant 5 à 8 fois, puis changez de côté.
- En fin d'exercice, détendez-vous en flexion avant, recommencez l'exercice si nécessaire.

Bienfaits : cet exercice nourrit le corps en force et en puissance. Le guerrier symbolise ancrage dans le sol et endurance. En cas de gros « coup de mou », alors même que vous auriez envie de vous réfugier dans un trou de souris, c'est une posture qui fait des miracles.

Kit de secours : une couverture.

Allons un peu plus loin

Variante A : décollez du sol le talon de votre jambe arrière, joignez vos mains à hauteur de poitrine.

Variante B : posez à terre le genou de votre jambe arrière ; joignez vos mains à hauteur de poitrine. Si besoin est, posez une couverture enroulée en dessous de votre genou.

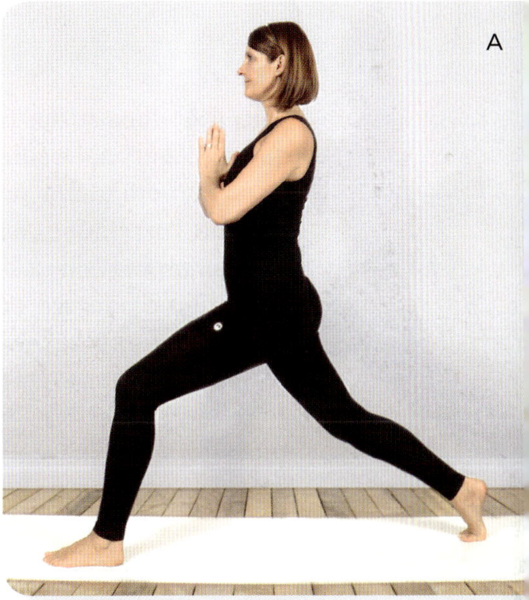
A

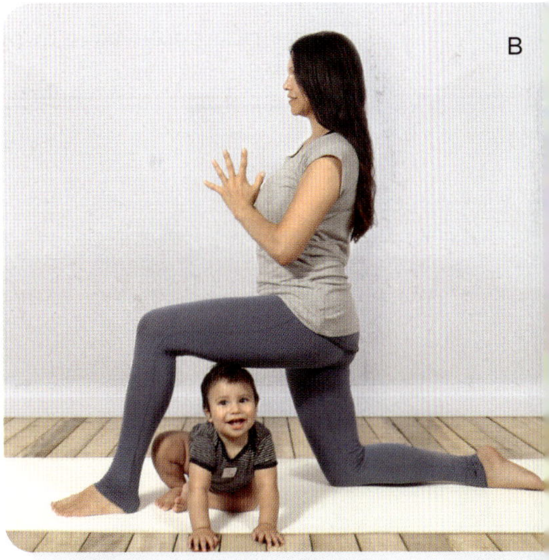
B

Posture de la foudre

- Vous êtes debout, dos bien droit. L'écart de vos pieds est calqué sur celui de vos hanches. Vos épaules sont détendues, respirez profondément et calmement.
- Lors de l'expiration, engagez votre périnée. Inspirez, puis tendez les bras au-dessus de la tête, vous pouvez aussi les tendre en diagonale devant vous, en direction du plafond. Vos genoux sont fléchis.
- Poussez vos fesses vers l'arrière, comme pour vous asseoir sur un tabouret invisible.
- Soulevez votre sternum en direction du plafond de façon à étirer le dos sur toute sa longueur.
- Déplacez votre poids sur le pied droit et soulevez le talon gauche, les orteils restent au sol, votre poids repose complètement sur la jambe d'appui.
- Respirez entre 5 et 8 fois. Reposez votre talon gauche sur le sol puis soulevez le talon droit.

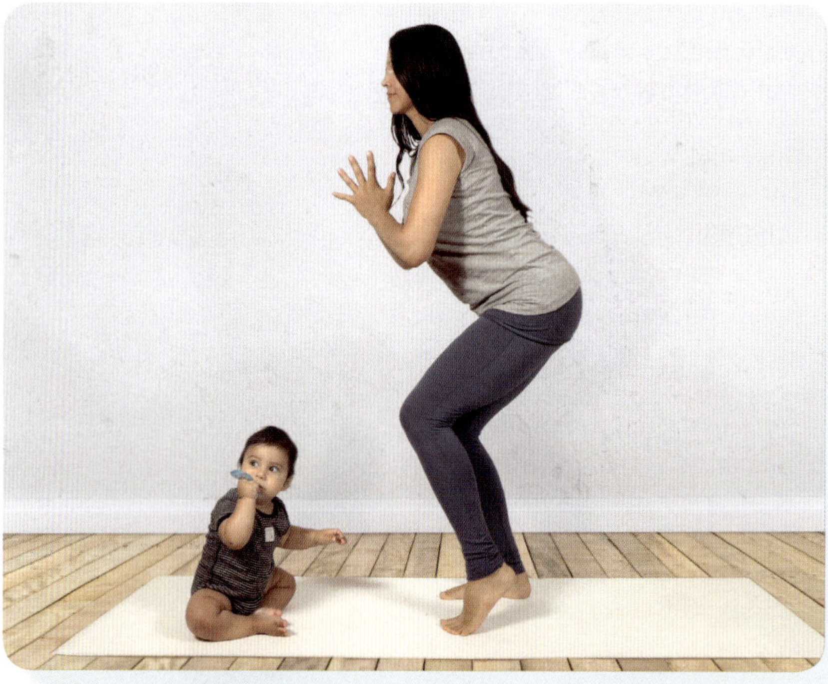

- En fin d'exercice, vous êtes invitée à vous détendre en flexion avant.

Bienfaits : cet exercice active le chakra racine, le centre énergétique qui génère confiance en soi et force intérieure.

Astuce : la posture de la foudre est particulièrement indiquée lorsque vous vous sentez en colère. Quand un orage éclate, le courant se décharge en produisant des éclairs. Vous pouvez faire de même avec votre colère en la déchargeant ainsi : imaginez qu'elle passe par vos pieds pour être absorbée par le sol, et par vos mains pour qu'elle se libère dans le ciel. Tout sentiment d'insécurité se dissipe également. Vous êtes apte à aller vers votre chemin, car vous avez retrouvé calme intérieur et circonspection.

Allons un peu plus loin

Variante A : vos deux talons reposent sur le sol.

Variante B : soulevez vos deux talons en même temps.

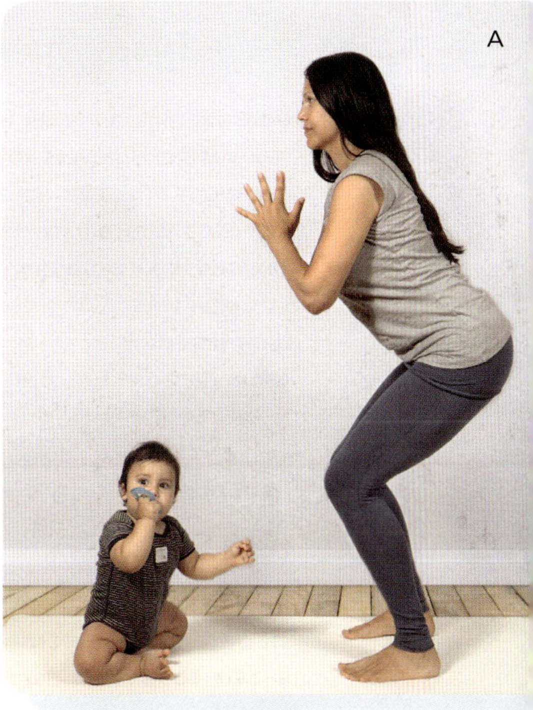
A

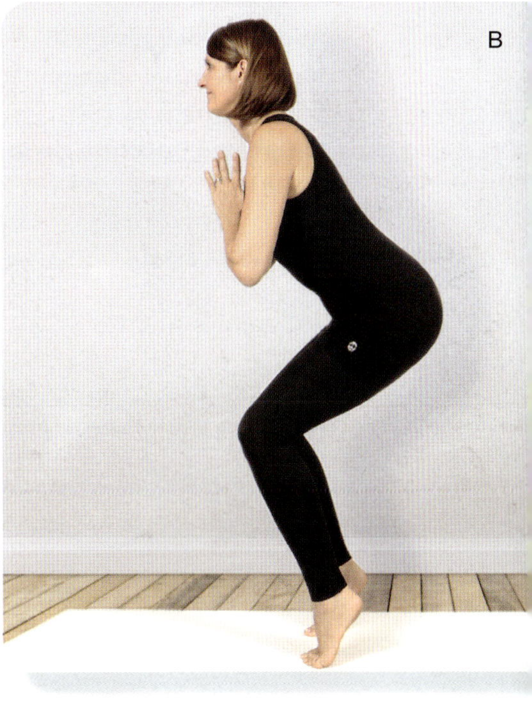
B

Posture du bébé heureux

- Vous êtes allongée sur le dos. Pliez et ramenez vos genoux vers votre poitrine, plantes des pieds orientées vers le ciel.
- Saisissez la face externe de vos pieds, exercez une légère pression vers le bas pour les attirer à vous. Votre coccyx doit glisser en direction du sol.
- Tenez la pose en comptant 5 à 8 respirations ; veillez à ce que vos inspirations et vos expirations soient particulièrement profondes.

Bienfaits : la posture du bébé heureux ouvre les hanches. Cet exercice vous permet de sentir immédiatement l'étirement. Ce dernier procure beaucoup de détente, l'énergie peut se propager dans tout l'organisme et s'équilibrer.

Allons un peu plus loin

Variante A : tendez une jambe après l'autre, parallèlement au sol.

Variante B : posture de la tête d'aiguille (voir p. 188).

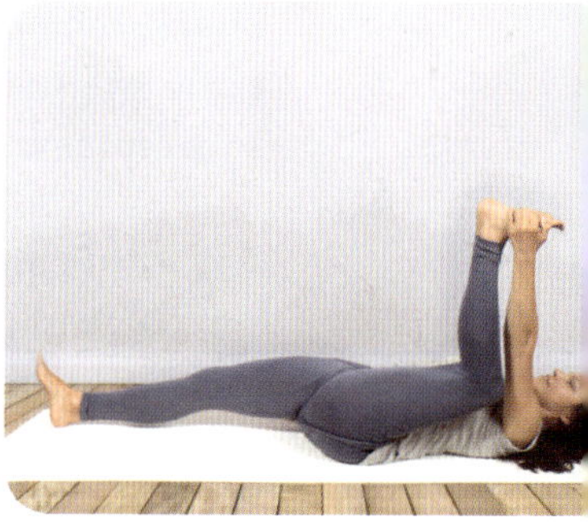

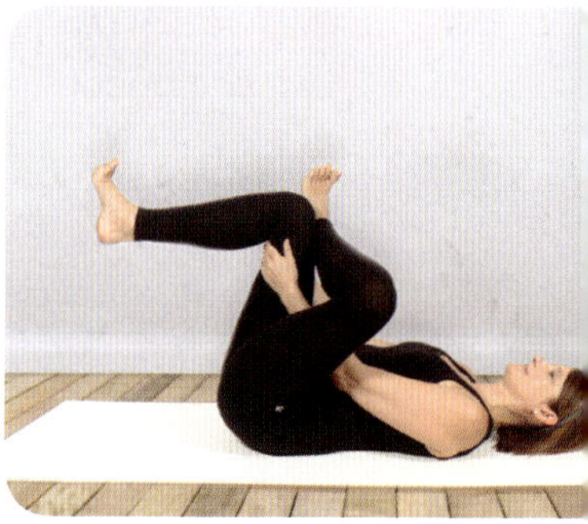

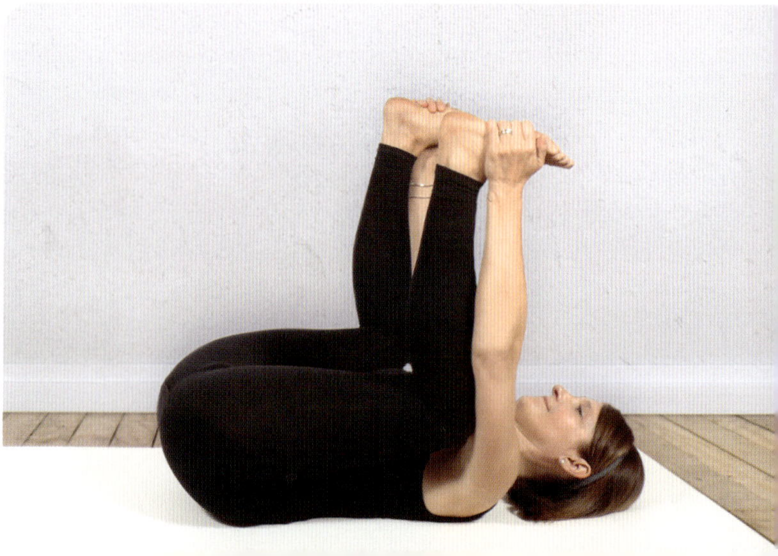

4. On se tient bien droite !

- **Temps à prévoir :** environ 10 minutes.
- **Bienfaits :** ces exercices redressent la colonne vertébrale, renforcent des muscles du dos, favorisent une bonne posture corporelle et tonifient le périnée.
- Lors de la grossesse, votre organisme produit des hormones qui assouplissent le tissu conjonctif afin de vous préparer au processus de l'accouchement. Les toutes dernières semaines de la grossesse sont souvent synonymes de repos en position allongée ; le bébé commence à peser de tout son poids, tout devient plus laborieux. Et plus le ventre s'arrondit, plus les côtes, en s'écartant vers l'avant, ont tendance à s'abaisser ; les côtes flottantes semblent disparaître. Les épaules se creusent. Résultat, on se tient mal et cela peut provoquer des douleurs dorsales et cervicales. Or on continue généralement à mal se tenir après la grossesse, et cela ne s'arrange pas avec l'allaitement ainsi qu'avec Bébé, qu'il faudra encore porter un certain temps dans les bras.

Cette série d'exercices sert à **redresser la colonne**, elle va vous aider à **retrouver un bon maintien corporel**. En même temps, comme vous allez gagner en force dans la région du dos et des épaules, il vous sera plus facile de porter Bébé. Autre avantage, plutôt esthétique : le ventre paraît plus plat lorsque l'on se tient bien. À vos miroirs, mesdames !

Astuce

Votre maintien corporel influence beaucoup votre humeur. Dès que vous vous sentez triste ou irritée, pensez à vérifier votre posture. Redressez-vous, faites un grand sourire et veillez à rester ainsi pendant 2 minutes, il y a fort à parier que vous garderez le sourire aux lèvres bien au-delà des 2 minutes.

Debout, mains retournées

- Mettez-vous debout, dos bien droit, épaules détendues. Votre sternum est dirigé vers le ciel pour redresser votre dos. Vos pieds sont l'un à côté de l'autre ou parallèles.
- Engagez votre périnée, l'élastique imaginaire qui relie le coccyx au pubis, environ 2 centimètres en dessous du nombril, en un mouvement ascendant. Veillez à garder un souffle régulier.
- Levez les bras au-dessus de la tête, paume des mains dirigée vers le ciel.
- Respirez 5 à 8 fois dans cette pose ; laissez votre souffle circuler tranquillement.
- N'hésitez pas à recommencer cet exercice 1 fois.

Bienfaits : cet exercice sollicite tous les plans du périnée ainsi que les muscles de l'abdomen, des fesses et ceux qui soutiennent la colonne vertébrale.

Kit de secours : calez une couverture entre le sol et vos talons en guise de rembourrage. Vous pouvez aussi faire tout l'exercice en vous tenant dessus.

Allons un peu plus loin

Variante : tenez-vous sur la pointe des pieds.

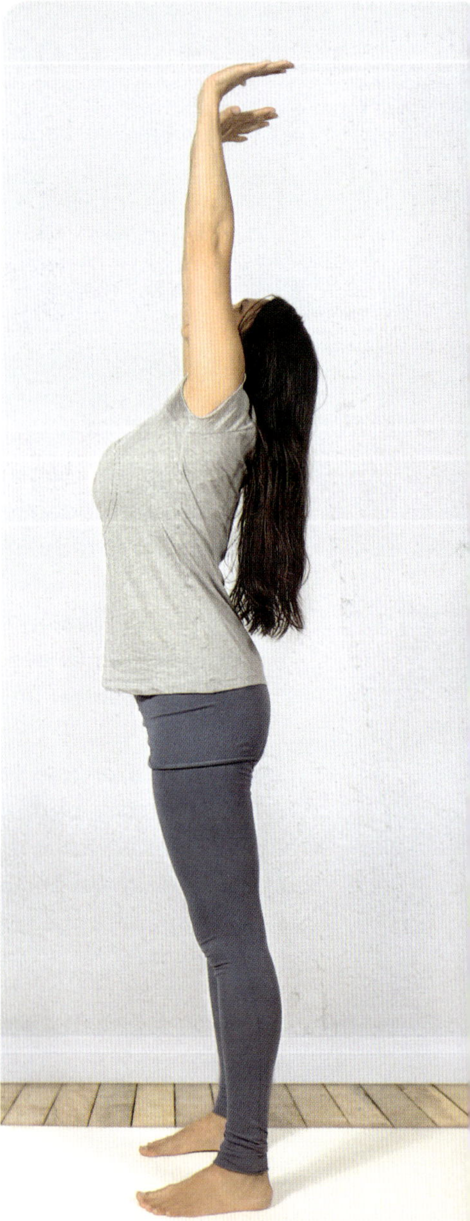

Posture du guerrier en torsion

- Vous êtes debout, bien droite. Vos épaules sont détendues, votre sternum dirigé vers le haut pour redresser votre dos.
- Avec le pied droit, faites une grande fente en arrière et pliez le genou de votre jambe avant.
- Mobilisez votre périnée, l'élastique imaginaire qui relie le coccyx au pubis – environ deux centimètres en dessous du nombril – en un mouvement ascendant. Veillez à garder un souffle régulier.
- Levez les bras à hauteur des épaules. Faites pivoter votre tronc du côté de la jambe gauche. Continuez à respirer calmement.
- Laissez vos omoplates se rapprocher l'une de l'autre en douceur, tout en dirigeant votre sternum vers l'avant.
- Alignez votre tête sur l'axe du corps, de sorte que vos oreilles soient au-dessus des épaules. Ensuite, si cela ne vous procure pas d'inconfort, regardez vers l'arrière par-dessus vos épaules.
- Respirez 5 à 8 fois dans la posture. Quittez-la lors d'une expiration puis passez à l'autre côté.

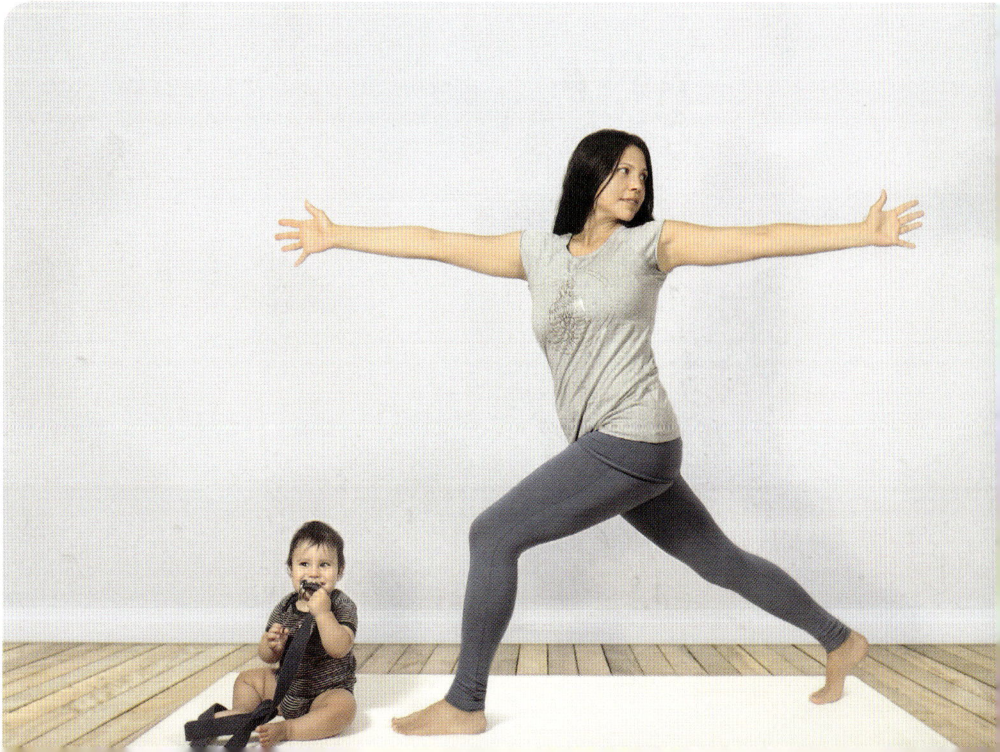

Exercice

Bienfaits : cet exercice améliore la capacité de la colonne vertébrale à effectuer une torsion en position debout, ce qui augmente sa souplesse. Cette pose aide à changer de perspective : on prend de la distance par rapport au passé afin d'accueillir la nouveauté.

Allons un peu plus loin

Variante : posez le genou de votre jambe arrière sur le sol.

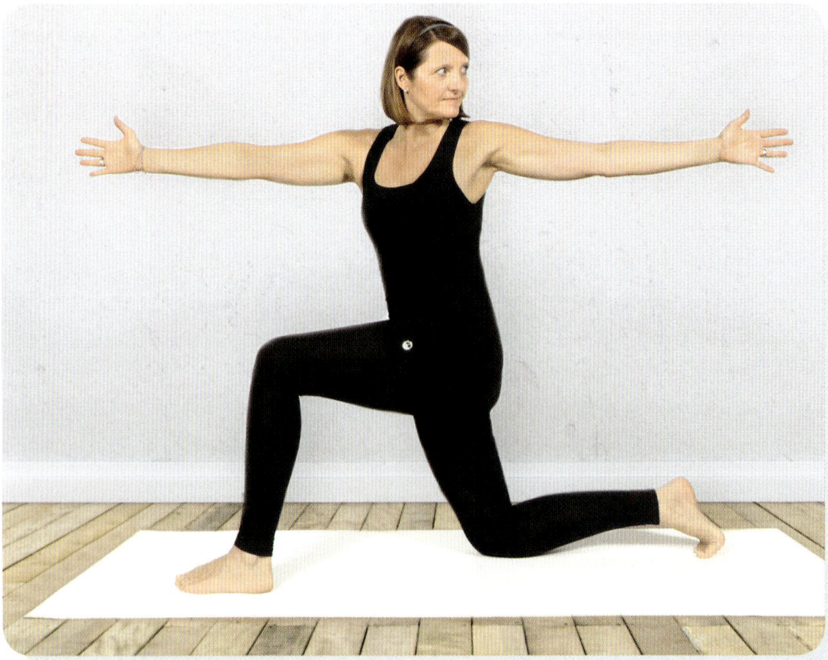

Ouverture du cœur

- Vous êtes debout, bien droite. Soulevez votre sternum pour redresser votre colonne vertébrale, vos épaules sont détendues.
- Croisez les mains derrière votre dos. Mobilisez votre périnée, l'élastique imaginaire qui relie le coccyx au pubis – environ deux centimètres en dessous du nombril – en un mouvement ascendant. Veillez à garder un souffle régulier.
- Tendez vos bras vers l'arrière, en laissant vos omoplates se rapprocher de la colonne vertébrale. Sentez votre sternum se diriger vers le haut pour que votre dos s'étire sur toute sa longueur.
- Effectuez un mouvement ascendant avec vos bras vers l'arrière, continuez tant que vos épaules restent détendues.
- Continuez à soulever votre sternum en conscience.
- Respirez dans cette posture 5 à 8 fois.

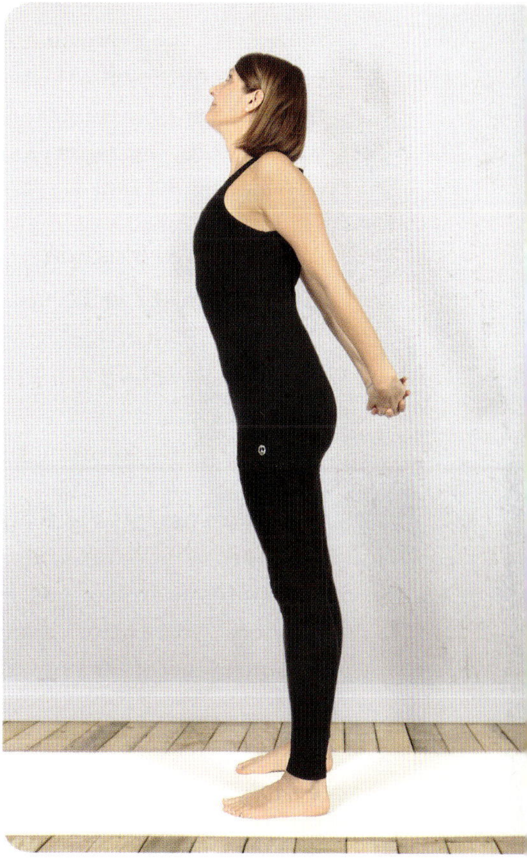

Bienfaits : étirement des muscles intercostaux. Ils sont importants pour bien respirer. Exercice idéal également pour les personnes dont les muscles de la poitrine et des épaules sont raccourcis parce qu'ils ont pris l'habitude de se tenir de travers (la faute à une position assise prolongée).

Kit de secours : une ceinture.

Allons un peu plus loin

Variante : si vous avez des difficultés à croiser vos mains derrière votre dos avec les épaules légèrement en arrière, munissez-vous d'une sangle ou d'une ceinture dont la longueur vous permettra de relâcher les épaules vers l'arrière et vers le bas. Veillez cependant à ce que l'écart entre les deux mains vous permette de sentir un étirement dans les muscles des épaules et de la poitrine.

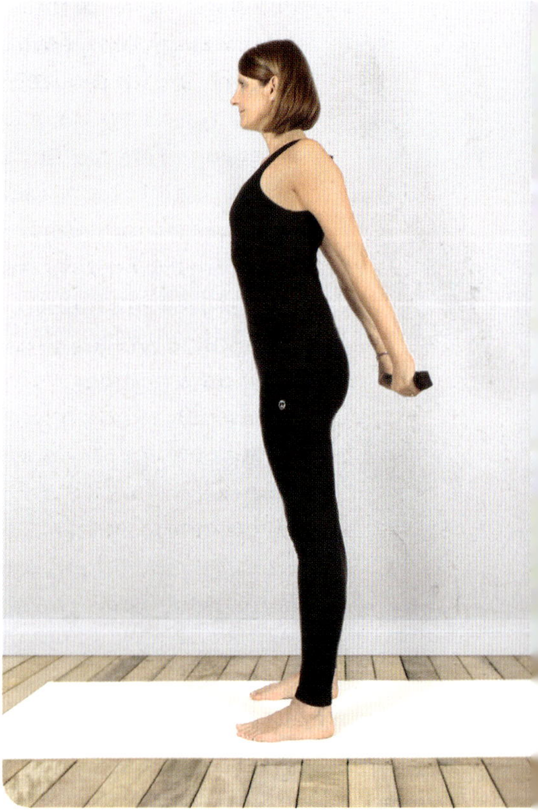

Flexion avant, mains croisées

- Vous êtes debout, bien droite. Attirez vos omoplates vers votre colonne vertébrale. Respirez profondément et calmement.
- Croisez les mains derrière votre dos.
- Mobilisez votre périnée, l'élastique imaginaire qui relie le coccyx au pubis – environ deux centimètres en dessous du nombril – en un mouvement ascendant.
- Lors de l'inspiration, soulevez encore plus le sternum pour étirer votre dos sur toute sa longueur.
- Lors de l'expiration, inclinez-vous vers l'avant, laissez votre tronc glisser vers vos jambes fléchies.
- Vos mains, qui sont croisées, tirent vers le ciel ou, si vous y arrivez, un peu plus loin, en direction de la tête.
- Laissez votre tête se relâcher en direction du sol. Si besoin, modifiez la flexion de vos genoux en l'accentuant ou en la réduisant. Ce qui importe, c'est que la tête « pende » en toute détente en direction du sol, genoux tendus ou non.
- Respirez dans cette posture 5 à 8 fois. Redressez-vous lors d'une inspiration.

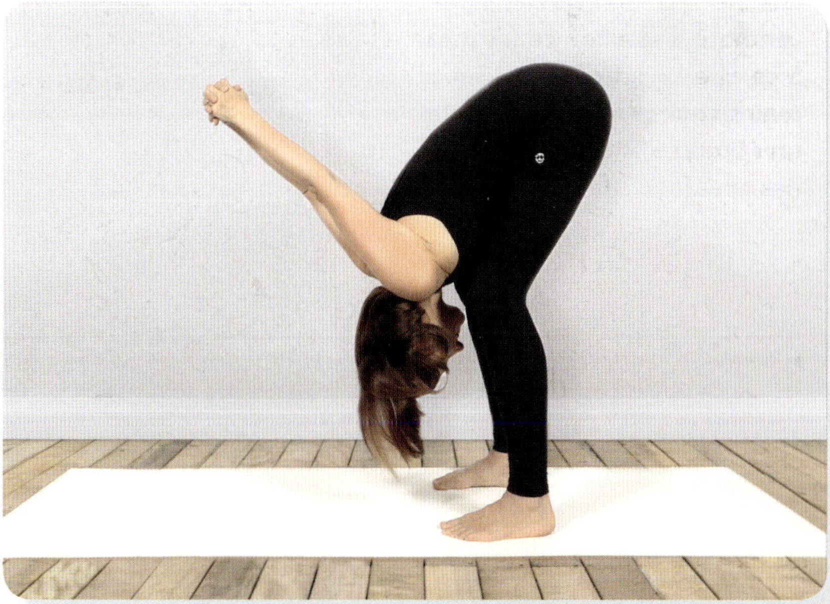

Bienfaits : étirement des épaules et de l'arrière des jambes. Une flexion avant est toujours un acte d'humilité qui permet de relâcher les tensions de la journée avec le souffle et de se laisser un peu aller.

Kit de secours : une ceinture.

Allons un peu plus loin

Variante A : vos mains s'élèvent vers le plafond.

Variante B : si vous avez des difficultés à croiser vos mains derrière votre dos avec les épaules légèrement en arrière, munissez-vous d'une sangle ou d'une ceinture dont la longueur vous permettra de relâcher les épaules vers l'arrière et vers le bas. Veillez cependant à ce que l'écart entre les deux mains vous permette de sentir un étirement dans les muscles des épaules et de la poitrine.

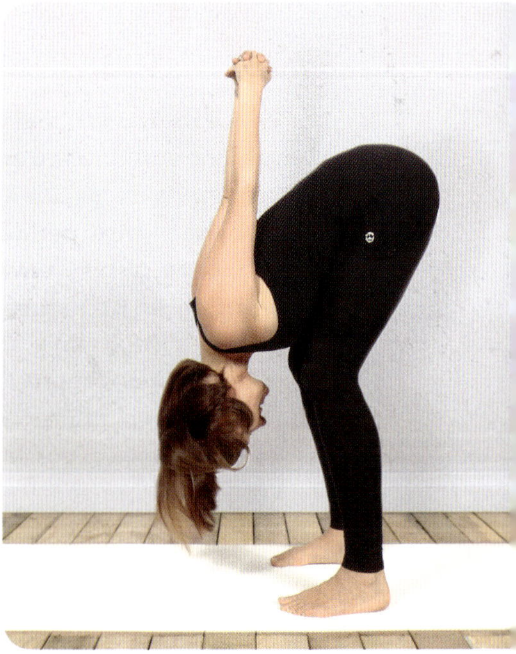

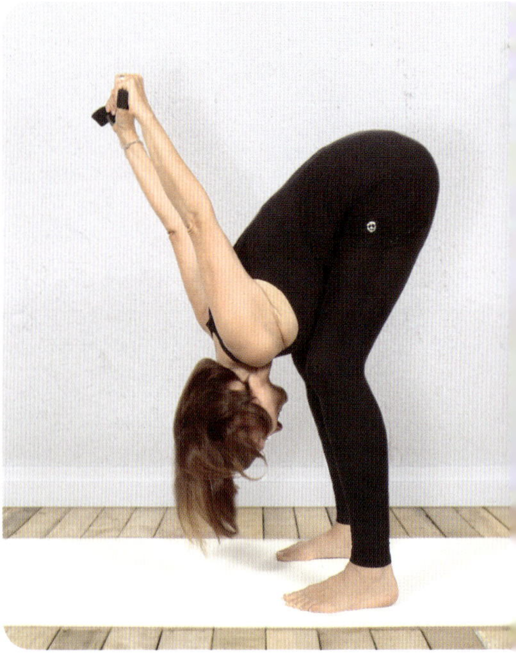

Posture du guerrier 3

- Vous êtes debout, bien droite. Laissez vos omoplates se rapprocher l'une de l'autre pour avoir le dos bien étiré. Respirez profondément et calmement.
- Mobilisez votre périnée, l'élastique imaginaire qui relie le coccyx au pubis – environ deux centimètres en dessous du nombril – en un mouvement ascendant.
- Tendez vos bras en diagonale vers l'avant.
- Déplacez votre poids vers la droite, pied droit fermement arrimé au sol, pliez légèrement le genou de votre jambe d'appui s'il le faut.

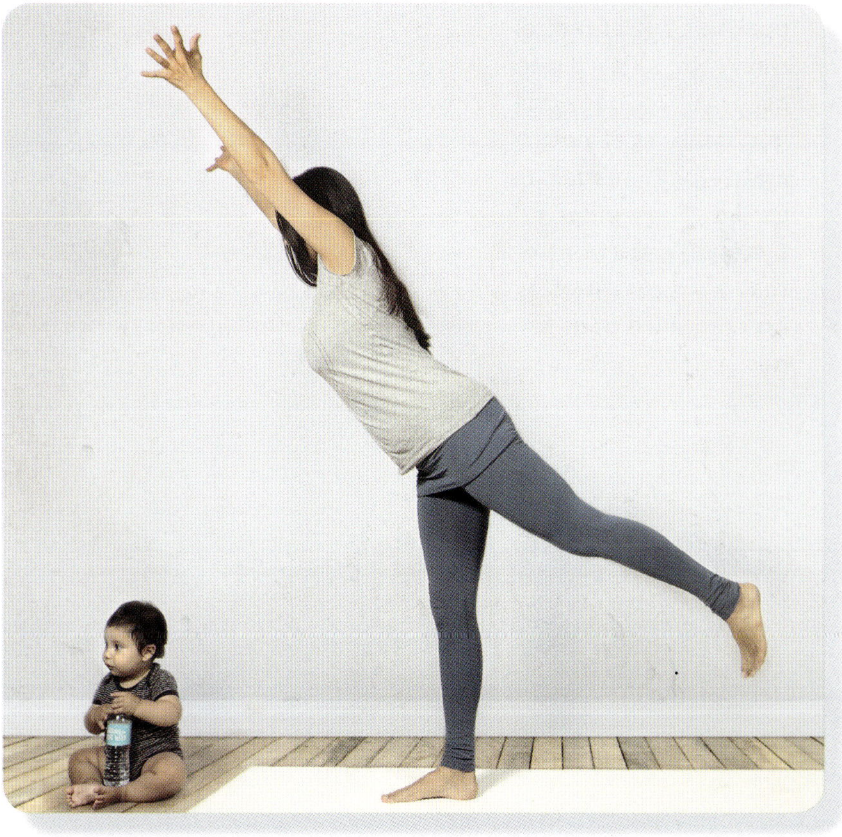

- Positionnez votre pied gauche en arrière, la pointe de votre gros orteil adhérant au sol tandis que le reste du pied se soulève. La jambe gauche reste tendue.
- Respirez dans cette posture 5 à 8 fois. Lors de l'inspiration, permettez à la jambe gauche de retrouver sa position initiale, expirez en laissant vos bras s'abaisser.

Bienfaits : renforce les muscles des jambes et des fesses ainsi que les muscles posturaux du dos. Cet exercice favorise aussi la coordination quand on est debout sur une jambe.

Allons un peu plus loin

Variante : gardez le pied arrière à plat sur le sol.

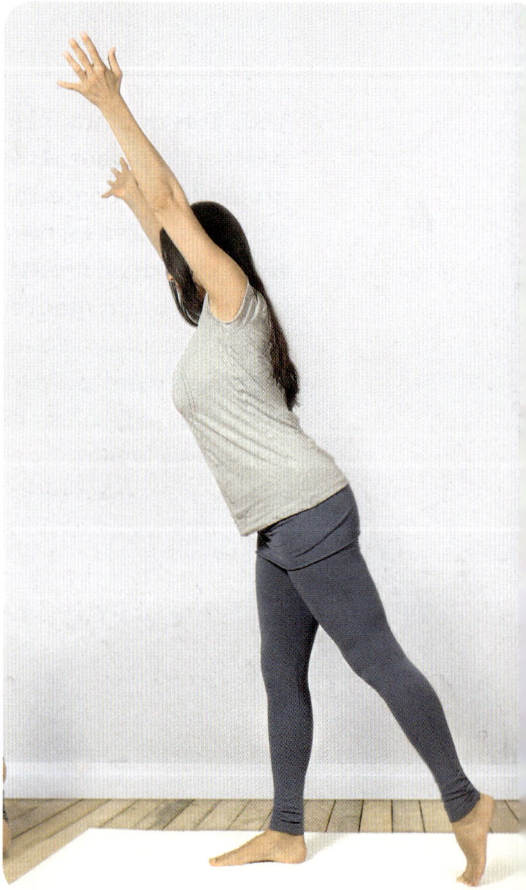

Travail sur la diagonale, debout

- Vous êtes debout, bien droite, épaules détendues, sternum dirigé vers le haut. Respirez profondément et calmement.
- Mobilisez votre périnée, l'élastique imaginaire qui relie le coccyx au pubis – environ deux centimètres en dessous du nombril – en un mouvement ascendant.
- Soulevez le genou droit à hauteur de la hanche. De la main gauche, exercez une pression soit sur la face interne du genou droit, soit sur le dessus.
- Respirez dans cette posture 5 à 8 fois. Revenez ensuite à votre position initiale, puis changez de côté.

Bienfaits : cet exercice fait travailler les obliques et la musculature profonde du ventre par un léger mouvement de pivot, ce qui est excellent pour la coordination et aide à rétablir l'équilibre entre les deux côtés du corps.

Allons un peu plus loin

Variante : faites se rencontrer coude et genou sur un rythme dynamique.

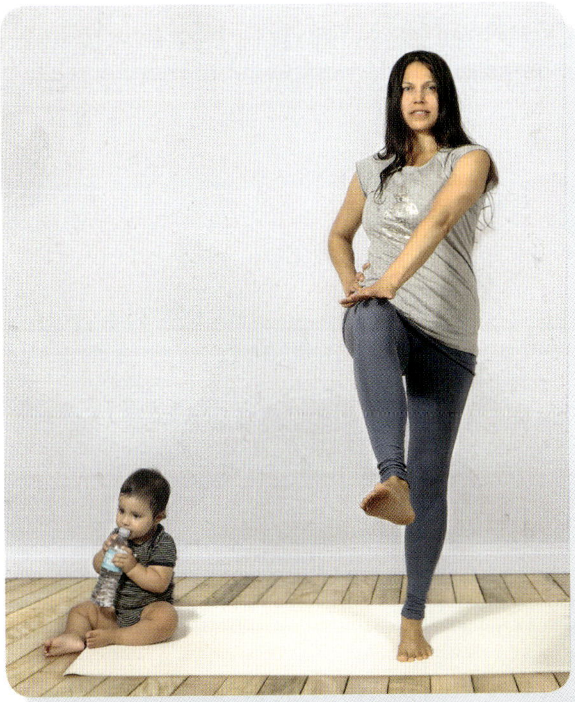

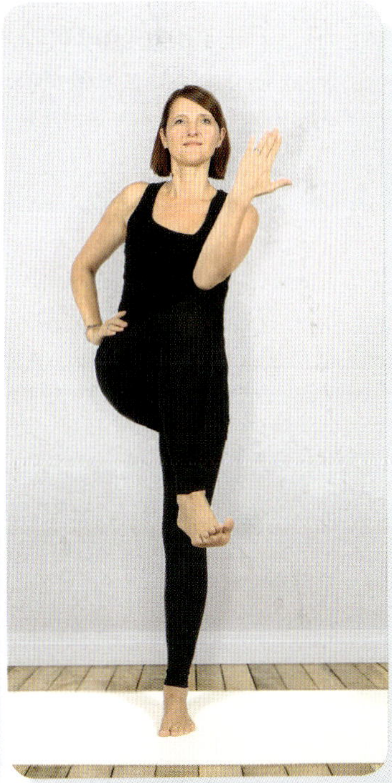

5. Adieu le mal de dos !

- **Temps à prévoir :** environ 10 minutes.
- **Bienfaits :** la colonne vertébrale se redresse, les déséquilibres musculaires se résorbent. Ces exercices renforcent les muscles du tronc et étirent les structures de tissu conjonctif et des muscles qui sont atrophiés.

À force de porter Bébé à longueur de journée, de nombreuses femmes se tiennent de travers et malmènent leur colonne vertébrale : l'enfant est en effet souvent calé sur une hanche. Si cette position permet aux mamans de garder une main libre, elle les fait se déhancher. Bien pratique, le Maxi-cosy permet de sortir Bébé de la voiture sans le réveiller, mais cela revient à déplacer un poids qui peut atteindre dix à quinze kilos. Cela vous dit quelque chose ? Les douleurs dorsales occasionnées tapent sur les nerfs et représentent une véritable menace pour le bien-être. Or il suffit de **s'entraîner régulièrement à renforcer sa musculature pour assister à un miracle**.

Posture du guerrier en diagonale

- Vous êtes debout, vous vous tenez bien droite. Vos épaules sont détendues, le sternum est dirigé vers le haut pour redresser votre dos. Respirez profondément et calmement.

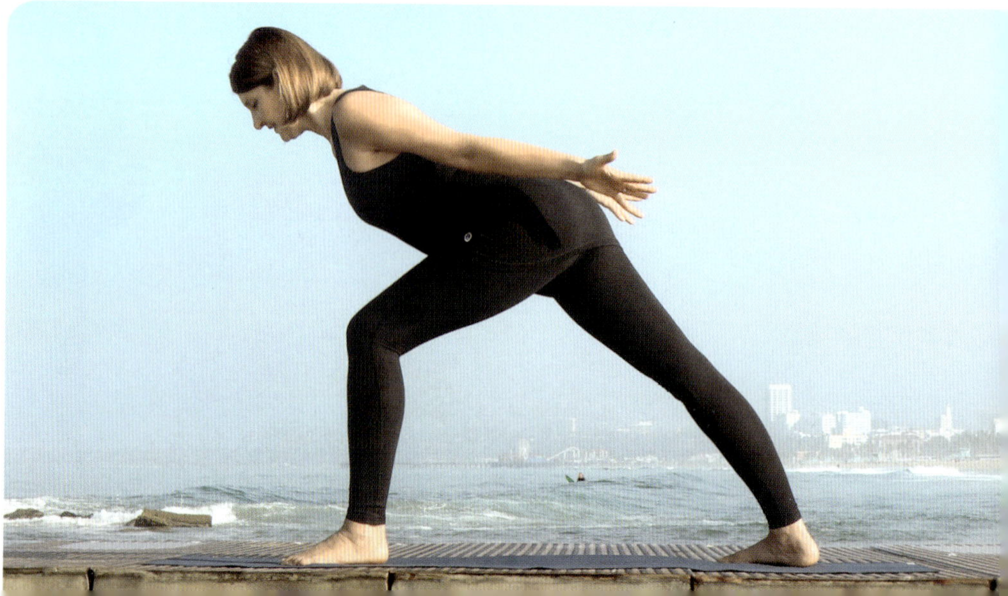

- Engagez votre périnée, l'élastique imaginaire qui relie le coccyx au pubis – environ deux centimètres en dessous du nombril – en un mouvement ascendant.
- Faites une grande fente arrière avec le pied droit, le gros orteil de votre pied droit doit être tourné vers l'extérieur en suivant un axe de 45 degrés.
- Inclinez votre tronc en diagonale vers l'avant dans le prolongement de la jambe positionnée en arrière.
- Mettez vos bras en arrière, paumes des mains dirigées vers le bas. Rapprochez vos omoplates l'une de l'autre.
- Respirez dans cette posture 5 à 8 fois. Ensuite, revenez à votre position initiale, et changez de côté.

Bienfaits : cet exercice stabilise le tronc. C'est tout le centre du corps qui gagne en stabilité quand on sollicite les muscles du dos, de l'abdomen et des jambes. S'il vous arrive de vous sentir hors de votre « centre », faites cet exercice, il fait des merveilles quand il s'agit de retrouver sa stabilité.

Allons un peu plus loin

Variante : mettez le genou de la jambe arrière à terre en soulevant la plante de votre pied du sol.

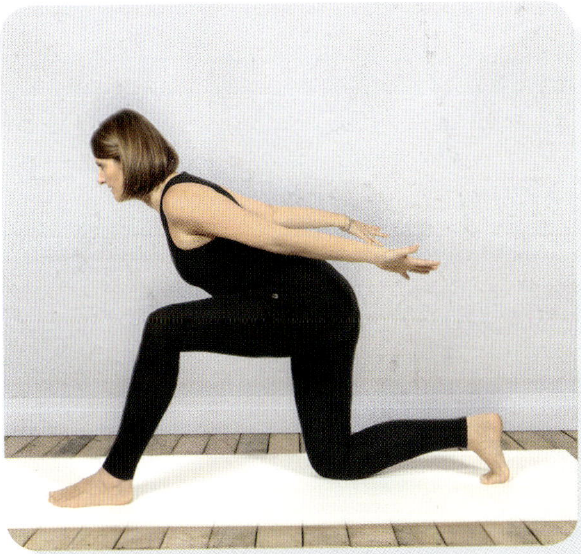

Exercice

La sauterelle

- Mettez-vous sur le ventre et engagez votre périnée. Aspirez votre bas-ventre vers la colonne vertébrale, vos jambes sont tendues de façon à ce que le dessus de vos pieds exerce une pression sur le sol. Veillez à respirer calmement.
- Tendez les bras devant vous, puis lors de l'inspiration, soulevez les bras et les jambes simultanément. Allez-y tout doucement, sans à-coups.
- Maintenez les muscles de votre ventre contractés. Respirez dans la pose 5 à 8 fois.
- Redéposez en douceur bras et jambes sur le sol.

Bienfaits : renforce les muscles posturaux du rachis, particulièrement dans la région lombaire et thoracique. Un exercice très efficace, qui dissipe rapidement les douleurs dorsales.

Astuce : il n'est pas si facile de maintenir la contraction des muscles de l'abdomen car il faut se concentrer à la fois sur les bras et sur les jambes. Si vous remarquez que vous n'y arrivez pas ou que votre respiration en pâtit, mieux vaut opter pour l'une des variantes.

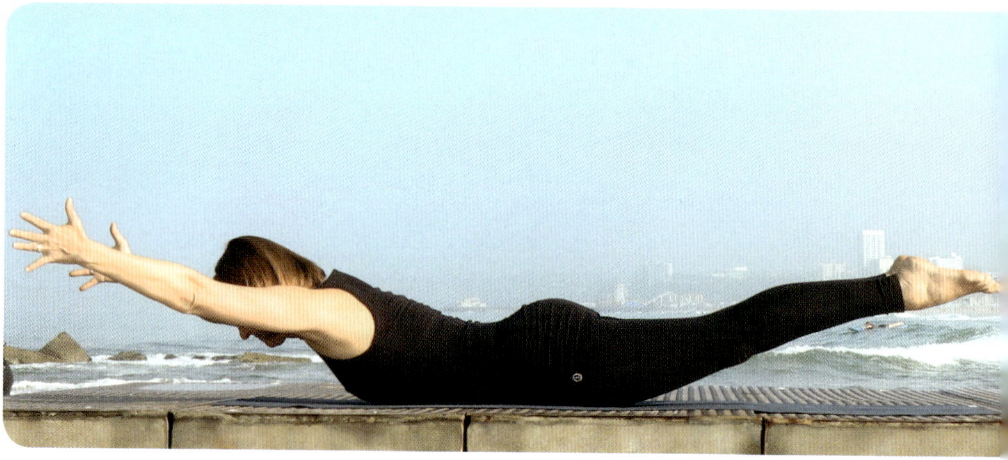

Allons un peu plus loin

Variante A : attirez votre nombril vers votre dos, nouez vos doigts sous le front.

Variante B : laissez reposer tranquillement votre tête sur les avant-bras, et contentez-vous de soulever vos jambes.

Variante C : gardez vos bras étendus le long du corps.

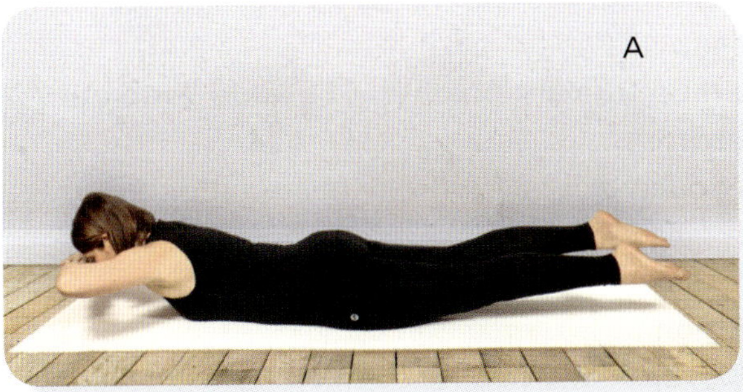

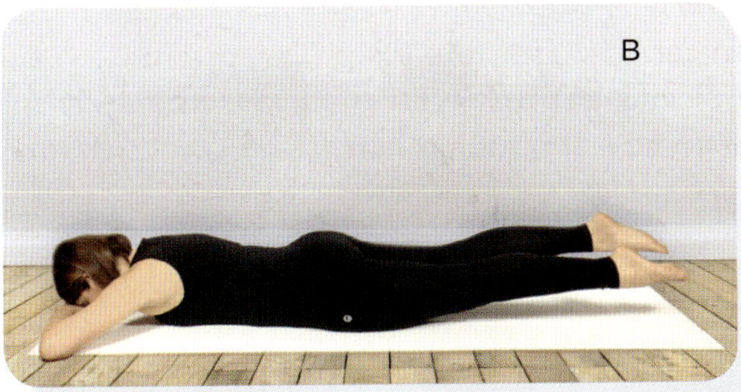

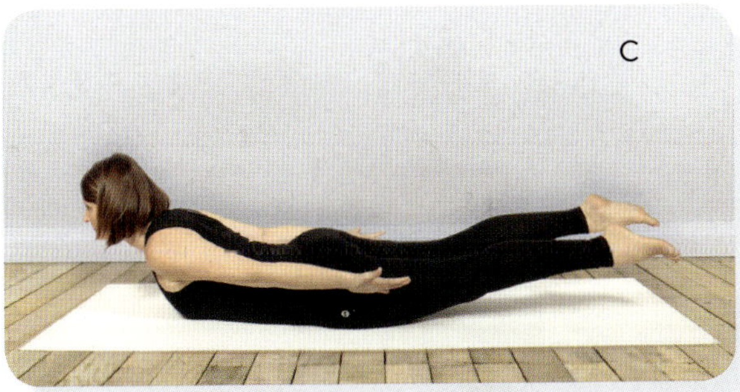

Étirement des côtés

- Vous êtes sur le ventre, roulez à présent sur le côté. Laissez votre tête reposer sur le bras du dessous. Respirez profondément et calmement.
- Mobilisez votre périnée, attirez votre bas-ventre vers votre colonne vertébrale.
- Tendez vos deux jambes et soulevez-les du sol. Soulevez aussi votre tête.
- Maintenez votre ventre contracté. Tout l'axe de votre corps forme une ligne droite.
- Respirez dans la posture 5 à 8 fois. Relâchez-vous, puis passez à l'autre côté.

Bienfaits : un exercice qui renforce non seulement les obliques mais aussi toute la chaîne musculaire latérale. Il améliore la stabilité de votre centre corporel et donne une sensation de stabilité intérieure accrue.

Astuce : cet exercice vous est particulièrement recommandé si vous portez souvent votre bébé sur la hanche ou si vous devez régulièrement le transporter dans son maxi-cosy.

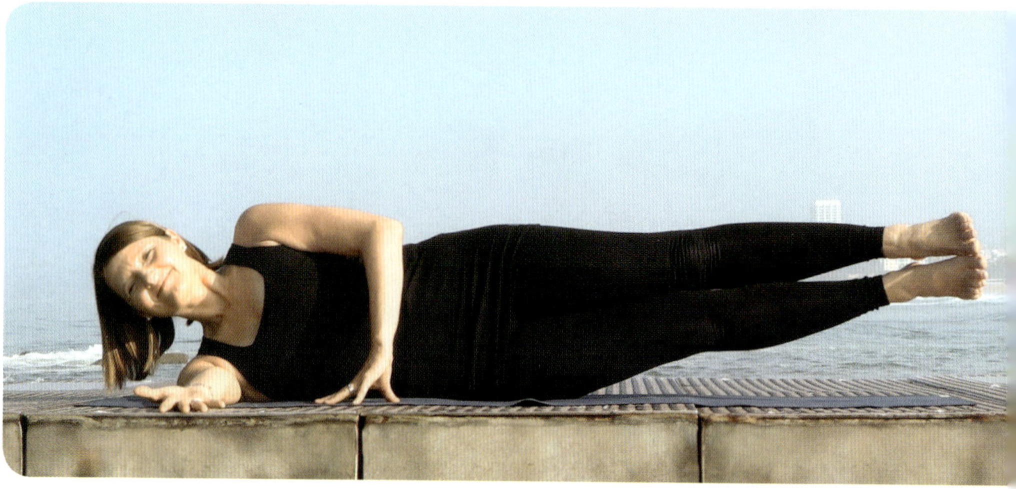

Allons un peu plus loin

Variante A : soulevez seulement les jambes.

Variante B : soulevez les jambes avec les genoux pliés.

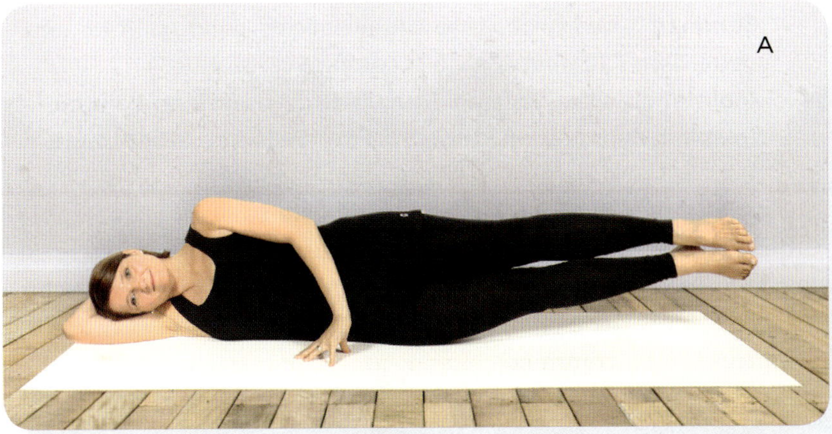

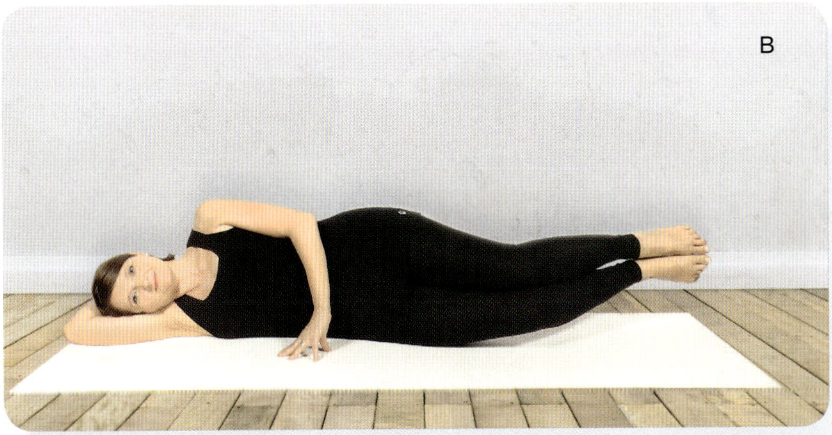

Exercice

En appui sur les avant-bras

- Roulez à nouveau sur le ventre.
- Positionnez vos avant-bras dans l'axe de vos épaules et la pointe de vos pieds dans l'axe de votre talon.
- Mobilisez votre périnée, attirez votre bas-ventre vers la colonne vertébrale.
- Soulevez seulement votre bassin et vos genoux. Votre tête reste dans l'alignement de la colonne vertébrale.
- Maintenez la contraction. Tout votre corps doit être aligné.
- Respirez dans cette posture 5 à 8 fois. Relâchez la contraction.

Bienfaits : active tous les plans du périnée ainsi que l'ensemble de la chaîne musculaire antérieure : muscle du tibia, muscles de la face antérieure de la cuisse, grand droit, pectoraux et muscles des épaules. Cet exercice fait également travailler les muscles profonds de l'abdomen.

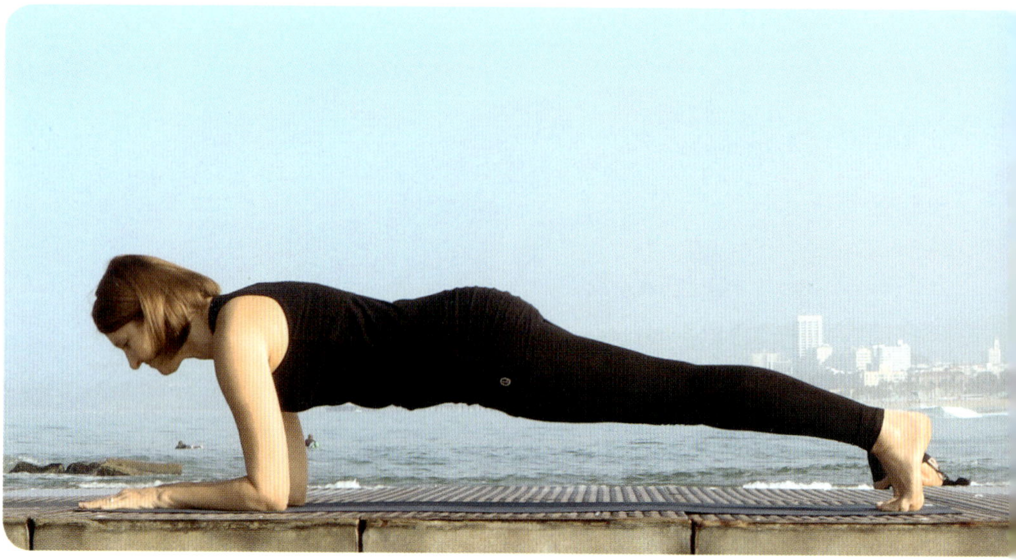

Astuce : ne vous découragez pas si vous avez le sentiment d'être incapable de soulever le bassin de cette manière. Il est parfaitement normal, au début, d'avoir l'impression de manquer de force. Sachez que vous renforcez déjà des muscles importants, ne serait-ce qu'en décollant votre bassin de 1 à 2 millimètres du sol. Avec le temps et un peu d'entraînement, vous allez ressentir tous les bienfaits de cet exercice.

Allons un peu plus loin

Variante : genoux posés sur le sol.

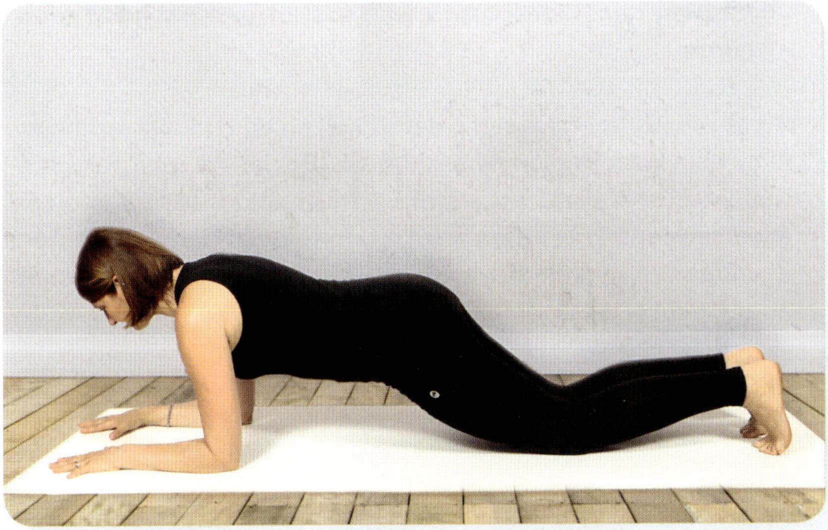

Exercice

Le cygne

- Mettez-vous à quatre pattes, mains dans l'axe des épaules. Respirez profondément et calmement.
- Ramenez votre genou droit vers l'avant à hauteur du sternum, de façon à ce qu'il soit entre vos bras. Tendez votre jambe gauche vers l'arrière.
- Déplacez votre talon droit vers la hanche gauche, de façon à ce que votre pied pointe vers l'extérieur. Garder votre jambe gauche bien tendue en arrière.
- Lors de l'inspiration, dirigez le sternum vers le ciel. Lors de l'expiration, inclinez votre tronc jusqu'à toucher la cuisse et faites glisser vos avant-bras devant vous sur le sol.
- Respirez dans cette posture 5 à 8 fois. Ensuite, passez à l'autre jambe.

Bienfaits : cet exercice sert à détendre l'un des fessiers profonds, le muscle piriforme ou pyramidal. Ce dernier est très vite mis à mal lorsque le corps est soumis à des stations assises prolongées, sans oublier que lorsque l'on porte Bébé dans les bras, on a tendance à se tenir de travers. Décontracter ce muscle permet aussi de soulager la région lombaire.

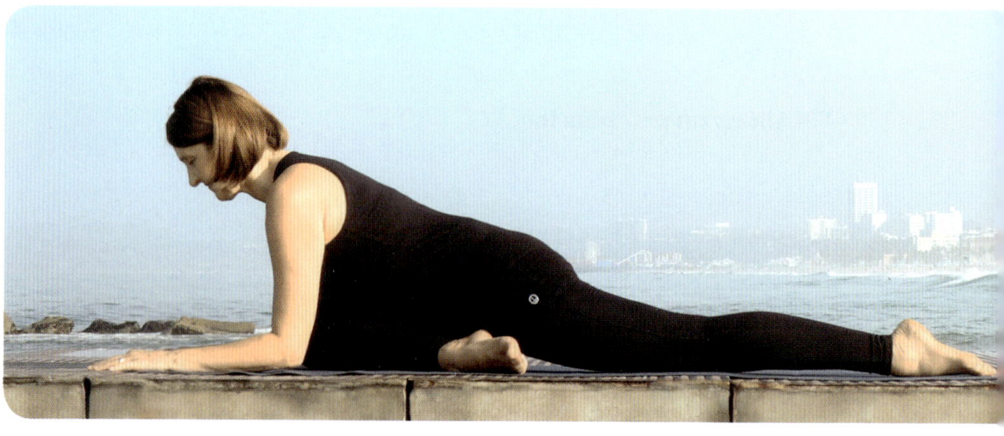

Astuce : lors d'une grossesse, le maintien du corps change au fur et à mesure que le ventre s'arrondit ; il n'est pas rare qu'apparaissent des points douloureux dont il est difficile de se débarrasser après la naissance. Or un nouveau-né pèse déjà quelques kilos lorsqu'il vient au monde et pour le porter, chacune d'entre nous privilégie un côté. Résultat, l'un des deux côtés est davantage touché par les contractures. Et parfois même, ce phénomène accentue toute la tension accumulée par le corps lors de la grossesse. D'où l'intérêt de cet exercice : il rééquilibre les deux côtés du corps, détend les régions où se trouvent des tensions et enfin, il soulage le dos.

Attention : si le genou du dessous vous fait mal, optez plutôt pour la posture de la tête d'aiguille telle qu'elle est décrite p. 188.

Allons un peu plus loin

Variante A : gardez le buste redressé.

Variante B : posture de la tête d'aiguille.

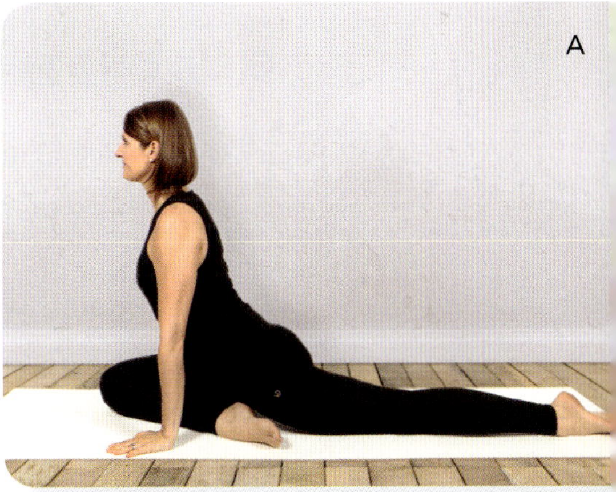

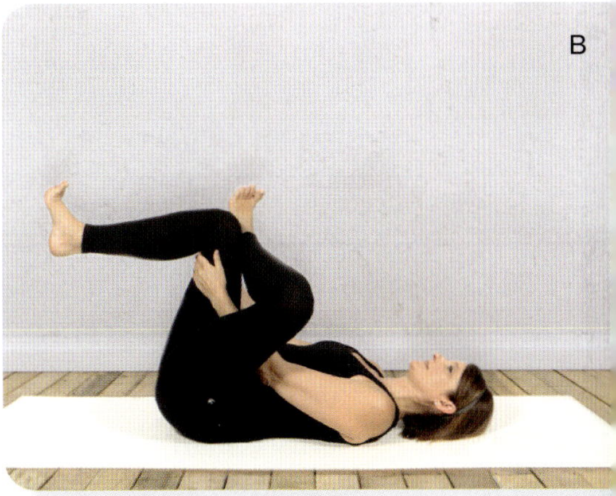

6. Un corps puissant en son centre

- **Temps à prévoir :** environ 10 minutes.
- **Bienfaits :** cette série d'exercices permet de retrouver un ventre plat et de stabiliser l'ensemble du corps grâce aux muscles posturaux de l'abdomen et du dos.

Si un centre corporel puissant est un gage de stabilité physique, il conditionne aussi notre stabilité intérieure, laquelle nous permet de faire face aux situations difficiles du quotidien. C'est pourquoi on accorde autant d'importance à la colonne lombaire et à la région abdominale quand il s'agit de renforcer son centre corporel. Avec cette série d'exercices, vous allez fortifier votre musculature abdominale et retrouver le plaisir d'avoir un ventre ferme et une silhouette plus mince. Mais bien au-delà, ces muscles protègent et soutiennent le bas du dos. Des muscles de l'abdomen et du dos bien entraînés permettent de gainer le corps et de lui donner le maintien et la stabilité dont on a besoin dans la vie de tous les jours.

Flexion latérale

- Vous êtes debout, tenez-vous bien droite. Vos épaules sont détendues, votre sternum dirigé vers le haut pour avoir le dos bien droit. Vos pieds sont dans l'alignement de vos hanches. Respirez profondément et calmement.
- Engagez votre périnée, attirez le bas-ventre vers la colonne vertébrale.
- Lors de l'inspiration, levez votre bras droit.

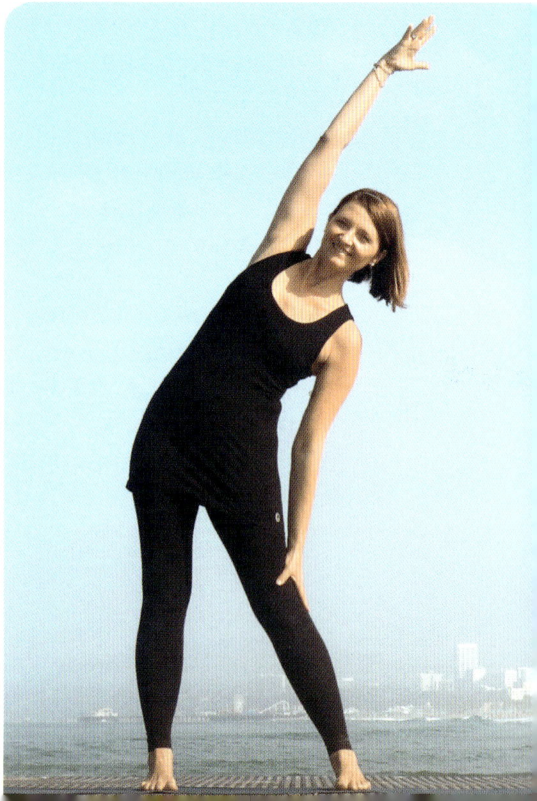

- Lors de l'expiration, appuyez fermement votre pied droit sur le sol et inclinez votre tronc vers la gauche. En même temps, votre hanche se déplace légèrement vers la droite.
- Respirez dans cette posture 5 à 8 fois. Puis passez à l'autre côté.

Bienfaits : attendez-vous à ce que cet exercice de flexion étire les muscles latéraux du ventre ainsi que les muscles intercostaux, il allonge aussi la colonne vertébrale et améliore la stabilité de chaque côté du corps. En outre, il ouvre le cœur et crée tout l'espace nécessaire pour respirer profondément.

Astuce : si vous avez l'impression que votre respiration profonde laisse à désirer, intégrez cet exercice à votre routine, il fait des merveilles.

Allons un peu plus loin

Variante : placez la main derrière votre tête au lieu de tendre votre bras vers le haut.

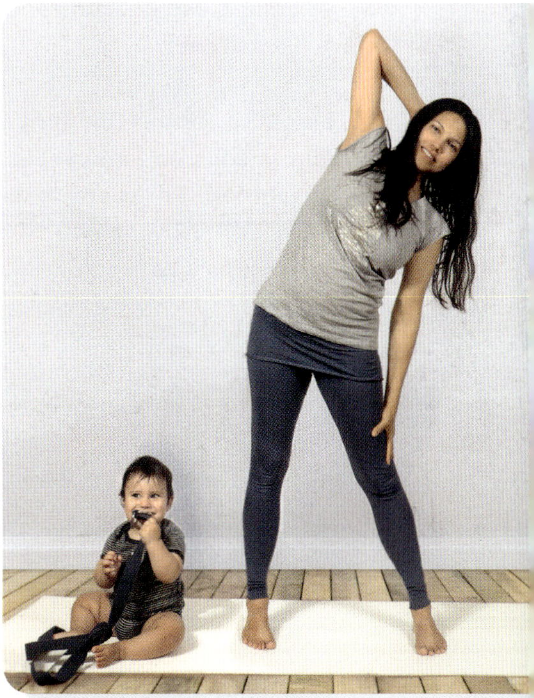

Posture du tigre avec fente latérale

- Mettez-vous à quatre pattes, mains dans l'axe des épaules, genoux sous les hanches. Respirez profondément et calmement.
- Engagez votre périnée, particulièrement votre bas-ventre que vous tirez vers la colonne vertébrale. Étirez l'élastique imaginaire qui relie le coccyx au pubis – environ deux centimètres en dessous du nombril – en un mouvement ascendant.
- Lors de l'inspiration, soulevez à la fois votre bras droit et votre jambe gauche légèrement fléchis sur le côté. Vos os iliaques sont tous les deux à la même distance du sol.
- Respirez dans cette posture entre 5 et 8 fois.
- Veillez à bien contracter votre périnée avant de passer à l'autre côté.

Bienfaits : non seulement cet exercice fait travailler le périnée, mais il sollicite à merveille les muscles latéraux et profonds de l'abdomen. En levant le bras, on fait également travailler les muscles – souvent peu toniques – qui permettent d'attirer les omoplates vers la colonne vertébrale.

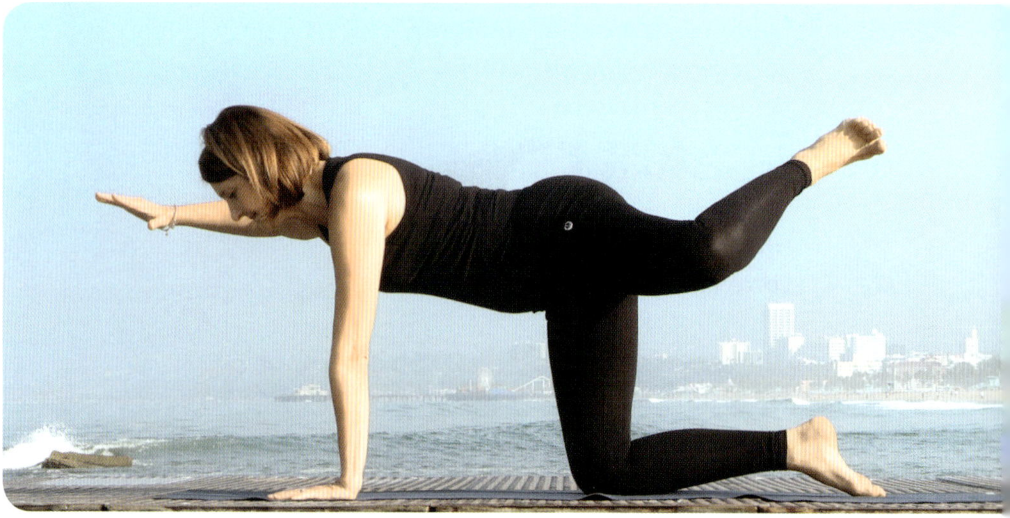

Astuce : n'hésitez pas à faire cet exercice avec Bébé, il suffit de le placer en dessous de vous et, quand vous baissez le bras, profitez-en pour lui faire une petite chatouille.

Allons un peu plus loin

Variante A : soulevez un peu moins haut jambe et bras.

Variante B : soulevez uniquement le bras.

A

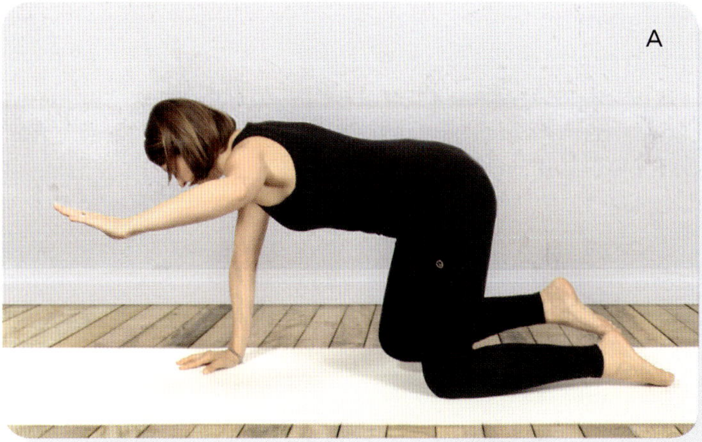

B

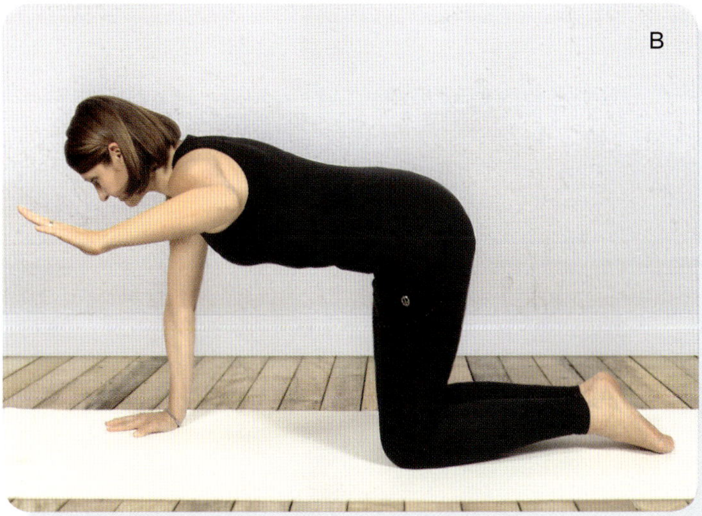

Posture de la planche latérale

- Restez à quatre pattes. Maintenez la même distance entre vos mains et vos genoux. Respirez profondément et calmement.
- Déplacez votre poids sur la droite. Tendez votre jambe gauche vers l'arrière en veillant à ce que la pointe du pied soit en contact avec le sol.
- Engagez votre périnée, attirez votre bas-ventre vers la colonne vertébrale.
- Maintenant, la totalité de votre poids doit reposer sur votre main droite et votre genou droit.
- Faites pivoter votre pied gauche à 90 degrés de façon à le faire pointer vers l'extérieur. En même temps, levez votre bras gauche en direction du ciel. Votre hanche doit se tourner sur le côté.
- Respirez dans cette posture 5 à 8 fois, puis passez à l'autre côté.

Bienfaits : renforce la totalité de la chaîne musculaire latérale, en particulier les muscles latéraux de l'abdomen.

Allons un peu plus loin

Variante : les deux jambes sont tendues.

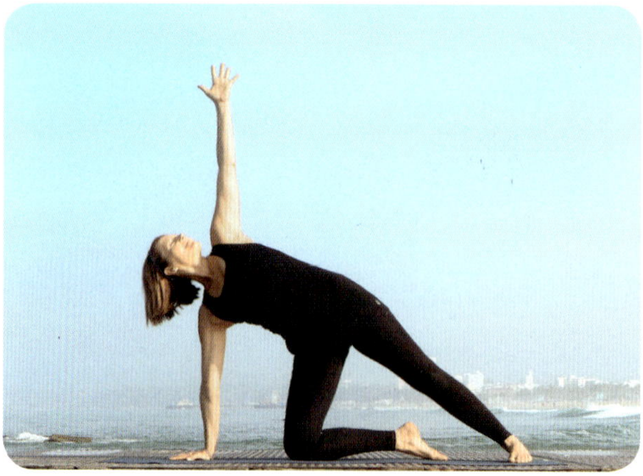

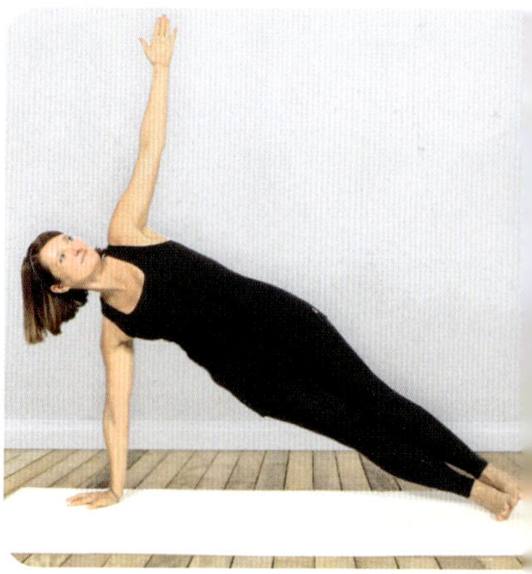

Posture du sphinx

- Allongez-vous sur le ventre. Appuyez fermement le dessus de vos deux pieds sur le sol. Respirez profondément et calmement.
- Engagez votre périnée, attirez votre nombril vers la colonne vertébrale. Votre nombril ne doit pas être en contact avec le sol.
- Placez vos avant-bras de façon à ce que vos coudes soient bien alignés avec vos épaules. Votre tête est levée et votre sternum est légèrement décollé du tapis, à l'avant.
- Respirez dans cette posture 5 à 8 fois. Les muscles de vos fesses restent détendus.

Bienfaits : étire les muscles du ventre, de la poitrine et des épaules. Cet exercice est tout indiqué pour ouvrir le cœur, soulager les épaules contractées et fortifier le dos.

Allons un peu plus loin :
Variante A : le cobra.
Variante B : le cobra sans appui sur les mains.

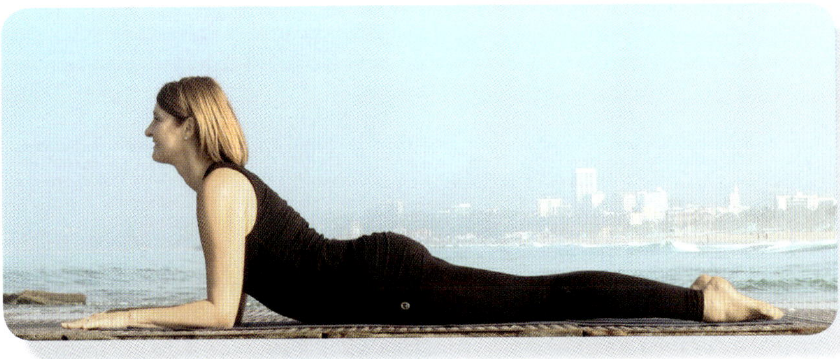

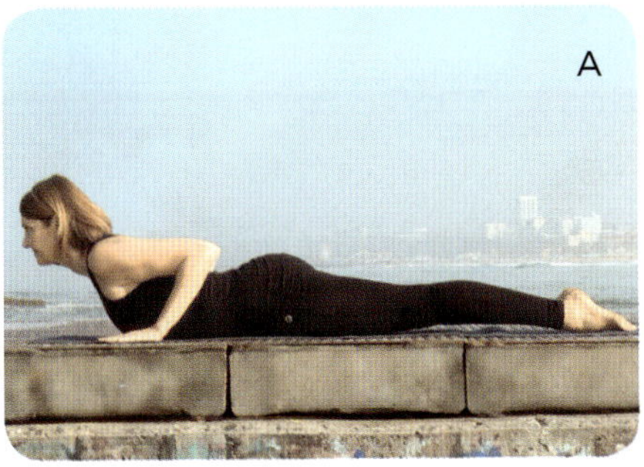
A

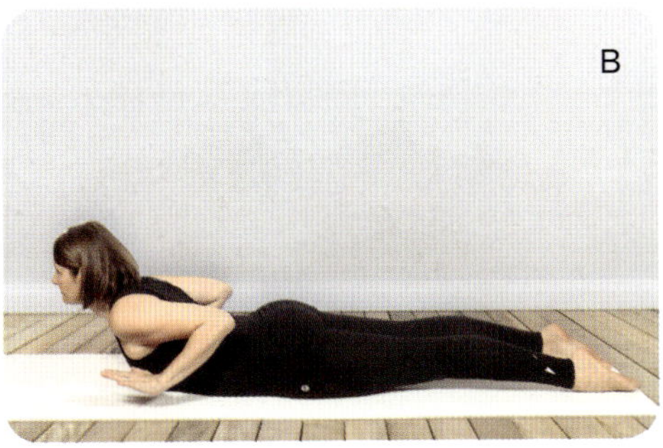
B

Tailleur en position allongée

- Allongez-vous sur le dos, respirez calmement.
- Ramenez vos genoux vers vous de façon à ce que les articulations de vos hanches présentent un angle de quatre-vingt-dix degrés.
- Engagez votre périnée, veillez particulièrement à attirer votre nombril vers la colonne vertébrale.
- Croisez vos jambes comme si alliez vous asseoir en tailleur. Enfoncez votre colonne vertébrale dans le tapis de sol.
- Levez la tête et, des deux mains, exercez une pression continue sur vos genoux tout en résistant avec ces derniers.
- Respirez dans cette posture 5 à 8 fois.

Bienfaits : si cet exercice mobilise l'ensemble de la musculature abdominale et le périnée, il sollicite particulièrement le grand droit. Il réactive et fait travailler les couches musculaires profondes qui ont subi un relâchement conséquent suite à la grossesse, ce qui aide le corps à se stabiliser à nouveau dans son axe.

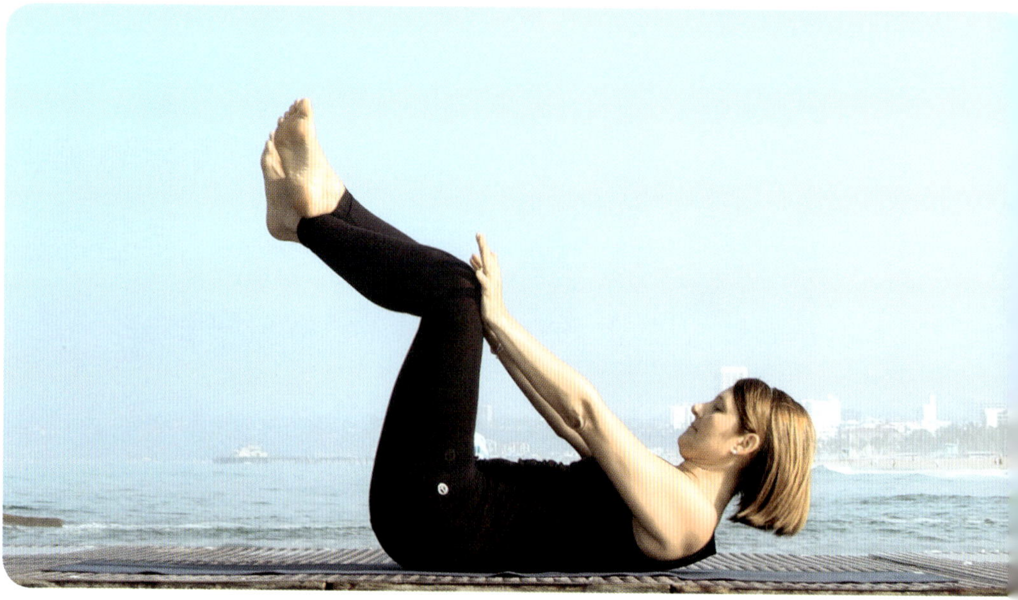

Astuce : vous désirez faire travailler les muscles de la région du nombril en particulier ? Ils sont situés à deux doigts juste en dessous. Quand vous les aspirez vers l'intérieur, veillez à maintenir vos jambes à un angle de 90 degrés, soyez attentive à ne pas les rapprocher davantage de votre corps.

Allons un peu plus loin

Variante A : laissez votre tête reposer sur le sol.

Variante B : exercez une pression en diagonale sur la face interne d'un genou. L'une de vos mains repose tranquillement derrière la tête, l'autre exerce une pression sur la face interne du genou opposé. Passez ensuite à l'autre côté.

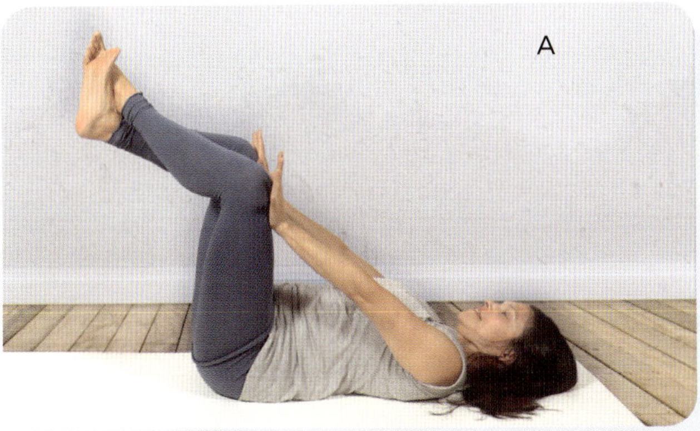

A

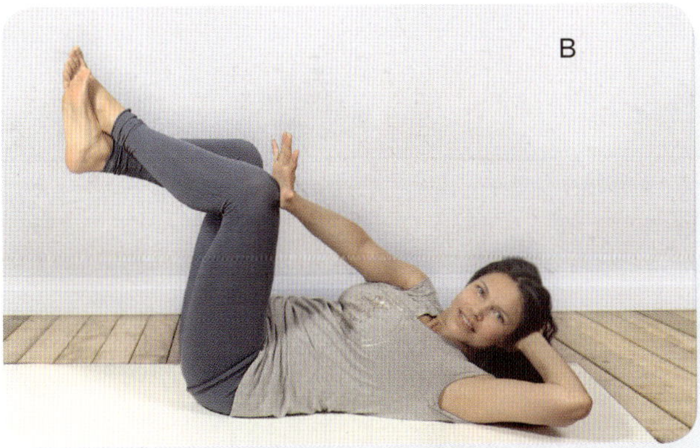

B

7. Rééduquer son périnée

- **Temps à prévoir :** environ 10 minutes.
- **Bienfaits :** ces exercices renforcent les muscles du pelvis et permettent de prendre le contrôle de son périnée dans la vie de tous les jours.

Nous l'avons déjà souligné dans le chapitre 2 : ces dix séries d'exercices ont été conçues pour faire travailler le périnée activement dans chaque asana. Nous tenons cependant à en consacrer une à sa rééducation proprement dite, en accordant une attention toute particulière à ce muscle ô combien important. Les postures qui suivent sont suffisamment simples à réaliser pour que vous puissiez vous consacrer entièrement à la prise de contrôle de votre périnée. **Attention, ils ont beau être simples, vous constaterez par vous-même qu'ils demandent quand même des efforts.**

Posture du tigre

- Mettez-vous à quatre pattes. Veillez à positionner vos mains dans l'axe de vos épaules. Vos jambes suivent l'écartement de vos hanches.

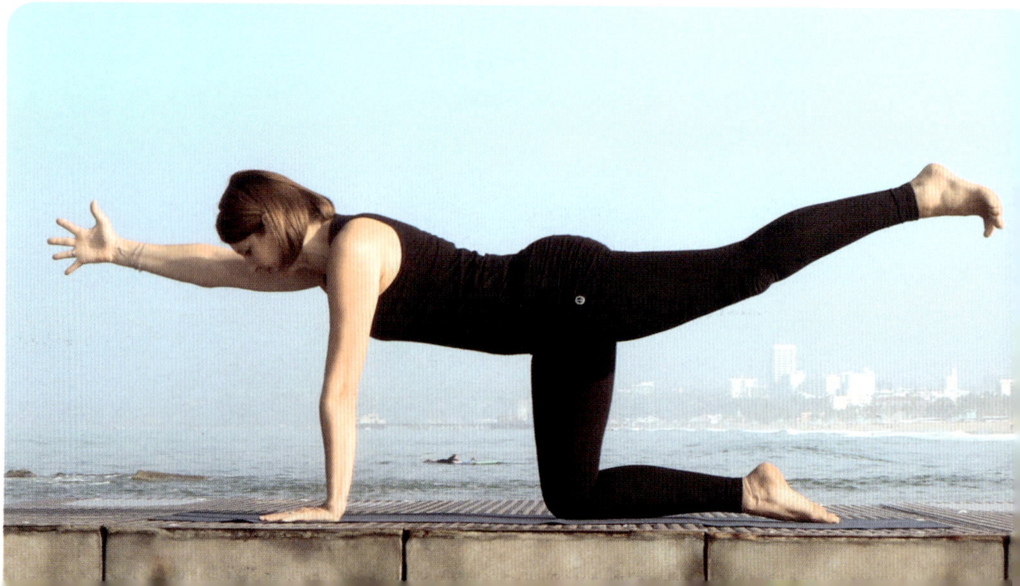

- Étirez la jambe gauche vers l'arrière. Déplacez votre poids sur la main gauche, tendez le bras droit devant vous.
- Engagez votre périnée, attirez votre bas-ventre vers la colonne vertébrale.
- Éloignez le plus possible votre pied gauche de votre main droite. Répartissez votre poids de façon uniforme entre la main gauche et le genou droit.
- Respirez dans cette posture 5 à 8 fois. Puis adoptez la posture de l'enfant avant de changer de côté. Vivez en conscience le passage de la contraction au relâchement.

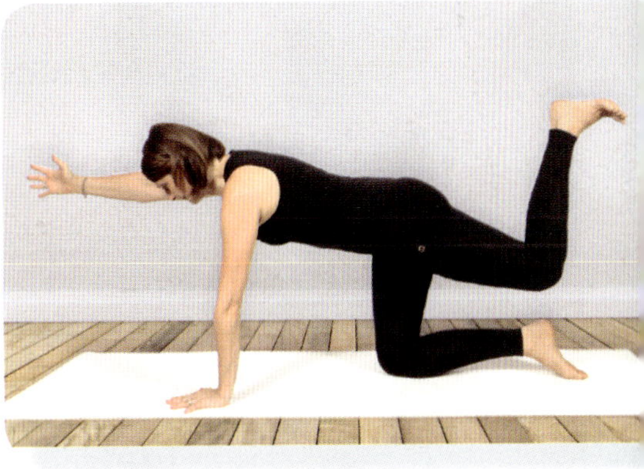

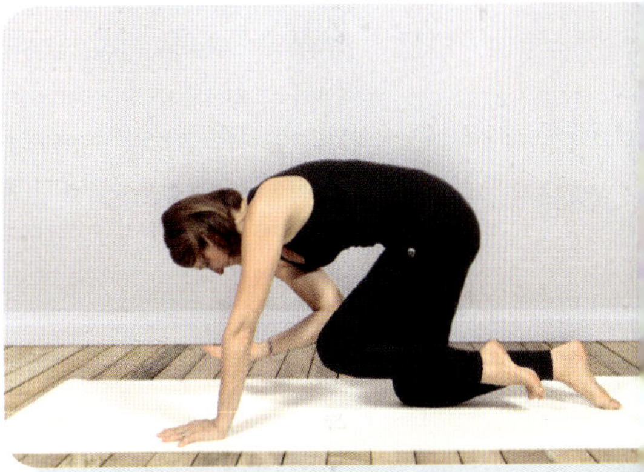

Bienfaits : cet exercice mobilise les trois plans du périnée et apprend au cerveau à déclencher l'engagement du périnée, peu importe ce que le corps fait pendant ce temps. Cet exercice fait aussi travailler les muscles du dos et les muscles latéraux de l'abdomen.

Allons un peu plus loin

Variante : lors de l'inspiration, votre genou et votre coude sont dirigés l'un vers l'autre et lors de l'expiration, ils se tendent à nouveau.

Posture du bateau

- Vous êtes assise bien droite. Respirez profondément et calmement.
- Vos pieds sont fléchis de sorte à ce qu'ils soient bien à plat sur le tapis. Votre dos est bien droit et allongé.
- Votre sternum doit être dirigé vers le ciel pour éviter de faire le dos rond et de se voûter.
- Mobilisez votre périnée, et veillez tout particulièrement à attirer votre bas-ventre vers la colonne vertébrale pour le faire travailler lui aussi.
- Bras tendus droit devant vous, inclinez le buste vers l'arrière aussi loin que la contraction des muscles du ventre vous le permet, veillez toutefois à vous arrêter à mi-chemin du sol.
- Restez ainsi et soulevez l'une de vos jambes – ou les deux –, en diagonale. Vous pouvez choisir de les tendre ou de les plier. C'est en optant pour une difficulté moindre qu'on tire le meilleur de ce type d'exercice !
- Respirez dans cette posture 5 à 8 fois.

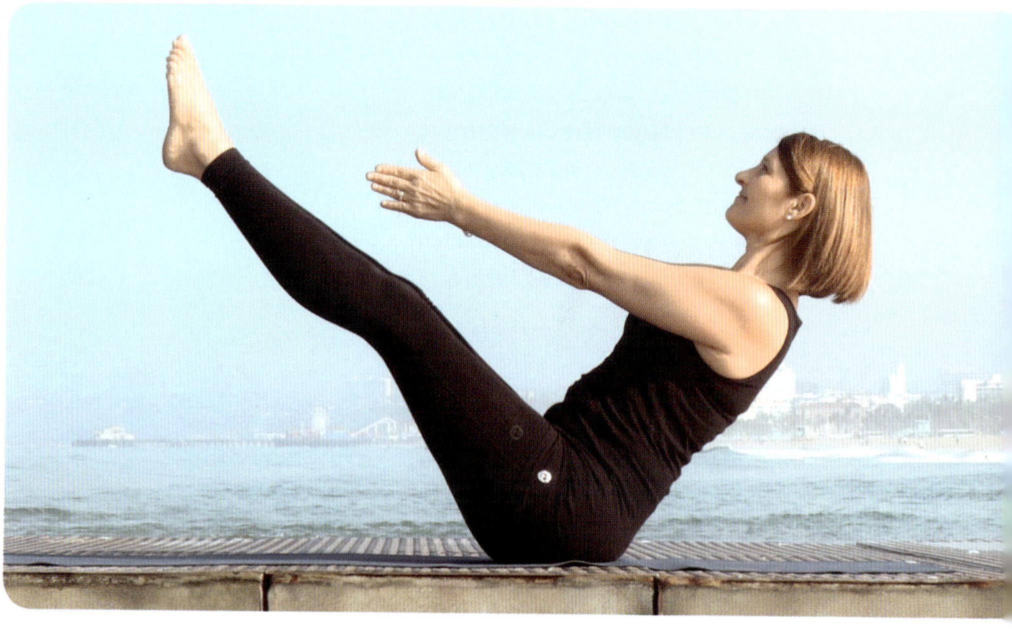

Bienfaits : toutes les couches du périnée sont ainsi mobilisées, en plus du grand droit, dans une position qui requiert un dos bien aligné. Les muscles posturaux de l'abdomen étant sollicités au quotidien, il est important de faire des exercices qui entretiennent leur tonicité.

Allons un peu plus loin

Variante A : le bateau, pieds au sol.

Variante B : le bateau, en diagonale. Dirigez vos bras, paumes des mains jointes, vers l'extérieur par-dessus le genou gauche. Respirez 5 fois, puis passez à l'autre côté.

Variation C : demi-bateau.

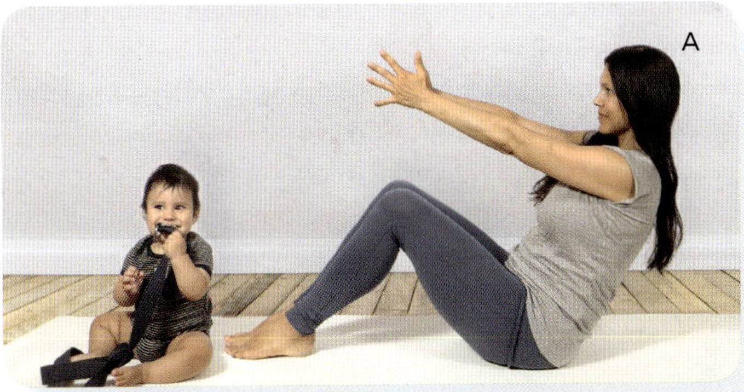
A

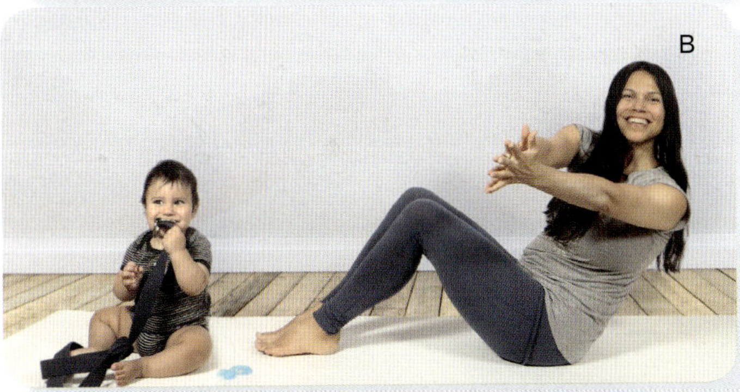
B

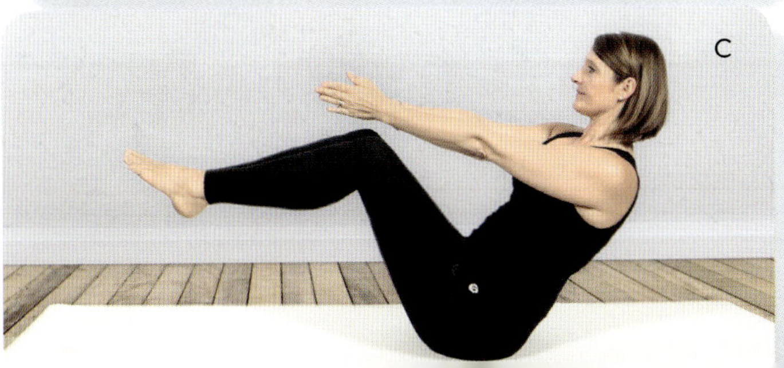
C

Posture des ciseaux

- En position allongée, levez les deux jambes pour qu'elles soient perpendiculaires au sol. Respirez profondément et calmement.
- Enfoncez votre colonne lombaire dans le sol.
- Engagez votre périnée, veillez à attirer les muscles de votre bas-ventre vers la colonne vertébrale pour éviter toute cambrure et soulager votre dos.
- Posez vos mains bien à plat sur le sol juste à côté de vous, vous pouvez aussi les tendre en direction des pieds à quelques centimètres du sol. Relevez la tête.
- Abaissez votre jambe gauche, de façon à ce que le bas du dos reste encore en contact avec le sol, tout en veillant à garder le ventre bien contracté.
- Lors de l'inspiration, soulevez à nouveau votre jambe gauche ; lors de l'expiration, abaissez votre jambe droite.
- Recommencez l'exercice 5 à 8 fois par jambe.
- N'hésitez pas à attirer vos genoux vers vous pour vous détendre.

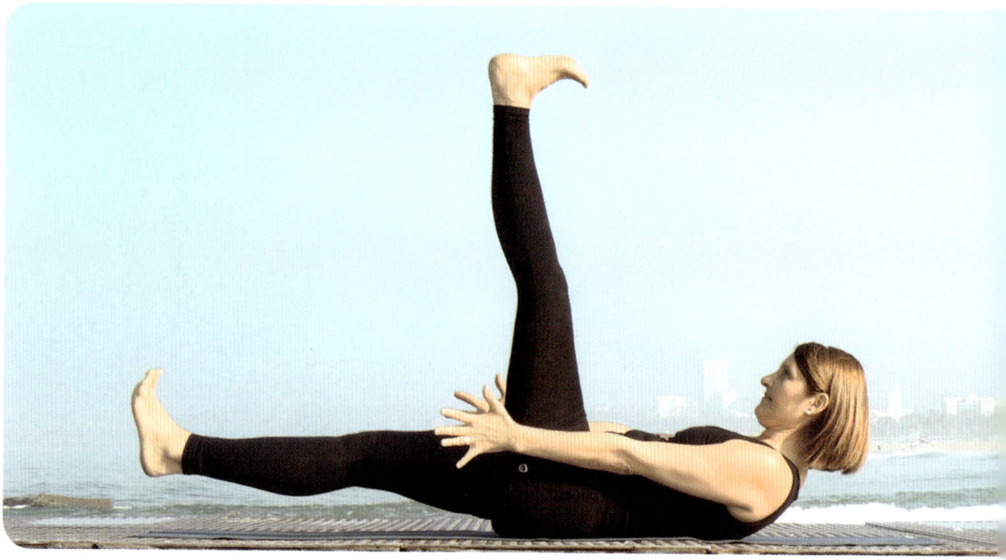

Bienfaits : mobilise tous les plans du périnée. Cet exercice est un bon entraînement pour l'ensemble des muscles abdominaux, muscles profonds y compris.

Astuce : si vous remarquez que vous devez retenir votre souffle pour maintenir la contraction, évitez de baisser la jambe trop bas ; soyez attentive à votre souffle.

Allons un peu plus loin

Variante A : laissez reposer votre tête sur le sol.

Variante B : fléchissez vos genoux.

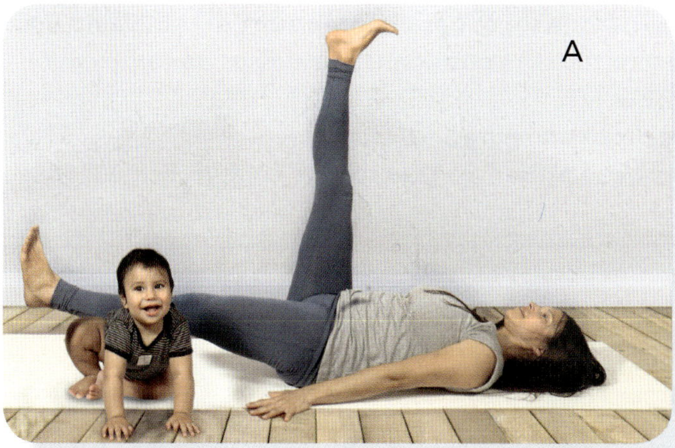

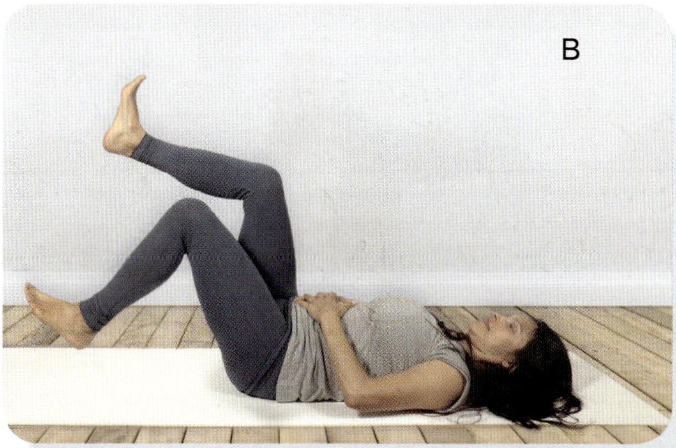

Exercice

Un abdomen bien stable

- Vous êtes sur le dos ; soulevez vos jambes pour qu'elles soient perpendiculaires au sol et maintenez-les tendues. Respirez profondément et calmement.
- Enfoncez votre colonne lombaire dans le sol.
- Engagez votre périnée, veillez à attirer votre bas-ventre vers la colonne vertébrale.
- Fléchissez les deux jambes de façon à ce que les genoux soient au-dessus des hanches. Les articulations des genoux et des hanches doivent former un angle de 90 degrés par rapport au sol. Relevez votre tête.
- Soyez encore plus consciente de votre colonne lombaire qui s'enfonce dans le sol et des abdominaux qui travaillent. Vos genoux sont toujours positionnés au-dessus de l'articulation des hanches.
- Respirez dans la posture 5 à 8 fois.
- N'hésitez pas à attirer vos genoux vers votre tronc pour vous détendre.

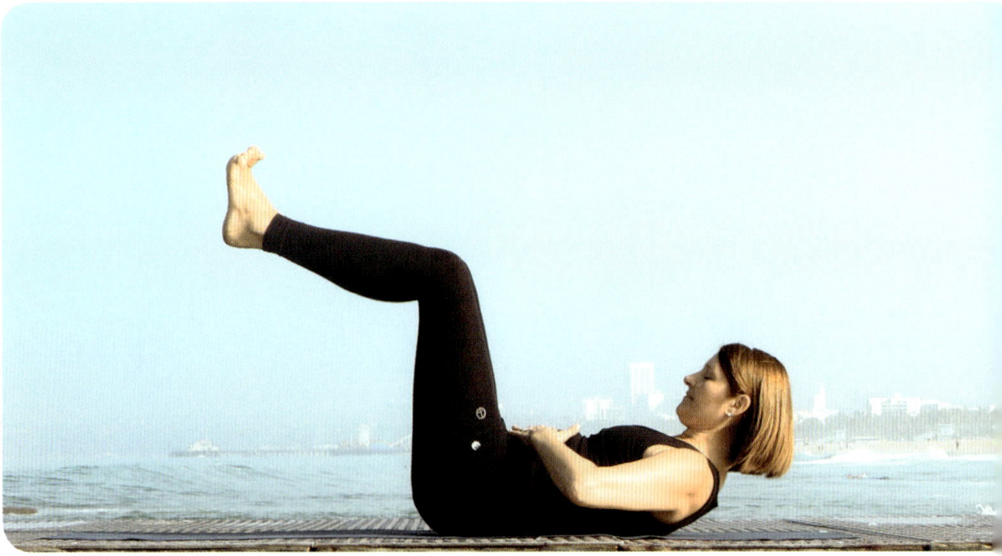

Bienfaits : fait travailler tous les plans du périnée, et particulièrement le grand droit.

Allons un peu plus loin

Variante A : votre tête repose sur le sol.

Variante B : déplacez vos genoux pour les rapprocher légèrement du nombril.

Variante C : déplacez un peu plus vos genoux vers vos pieds. Veillez cependant à garder votre colonne lombaire bien enfoncée dans le tapis de sol.

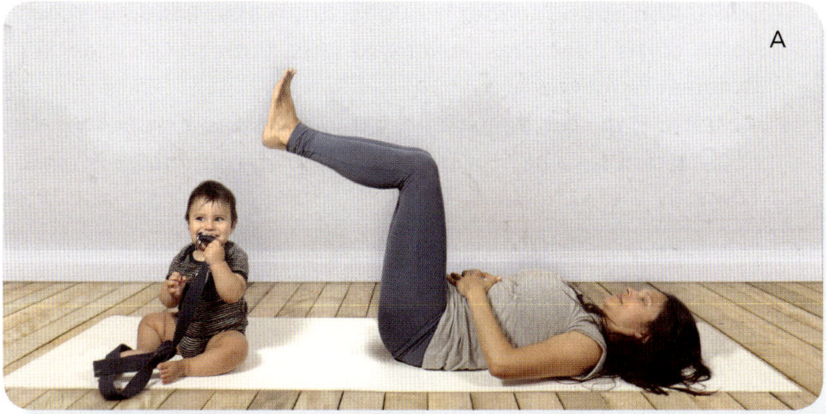

Posture de la demi-roue

- Vous êtes allongée sur le dos. Ramenez vos pieds tout près de vos fesses en observant le même écart que celui de vos hanches ; vous pouvez quasiment toucher vos talons du bout de vos doigts. Respirez profondément et calmement.
- Vos bras sont sur le côté du corps, comme s'ils étaient enfoncés dans le sol.
- Engagez votre périnée, veillez tout particulièrement à attirer votre bas-ventre vers la colonne vertébrale.
- D'une poussée de la plante des pieds, hissez votre fessier aussi haut que possible. Votre sternum est dirigé vers le menton. Enfoncez l'arrière de votre tête dans le tapis de sol et relevez le menton pour soulager la nuque. Entrelacez vos doigts sous votre corps ; vos bras restent tendus. Votre respiration est fluide et régulière.
- Respirez dans cette posture 5 à 8 fois. Si vous avez besoin de vous détendre, n'hésitez pas à ramener vos genoux vers votre tronc.

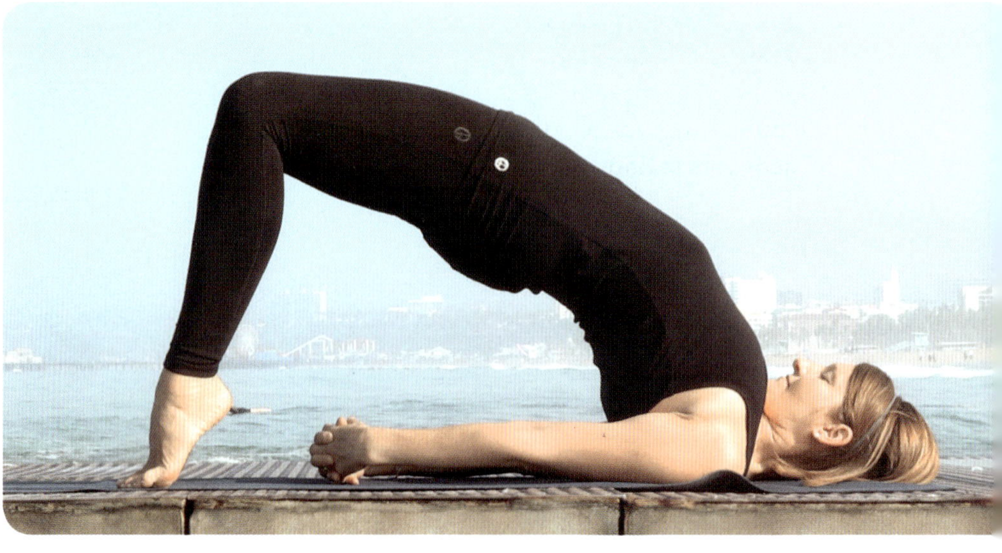

Bienfaits : fait travailler les trois plans du périnée. Cet exercice renforce aussi l'arrière des cuisses, le fessier et toute la zone lombaire. Il complète à merveille les autres exercices de cette série, focalisés sur la musculation abdominale : excellente raison de veiller à faire cet exercice systématiquement.

Kit de secours : un bloc de yoga. Calez ce dernier entre vos cuisses et serrez-le fermement. Cela fera également travailler l'intérieur des cuisses, ou muscles adducteurs.

Allons un peu plus loin

Variante A : vos talons restent plaqués au sol.

Variante B : glissez un bloc de yoga sous vos fesses, posez-les dessus, cela va vous soulager.

Variation C : enfoncez vos coudes dans le sol, mains dirigées vers le haut.

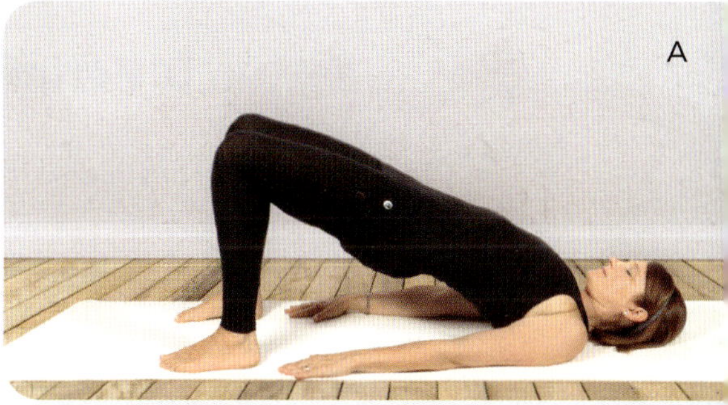

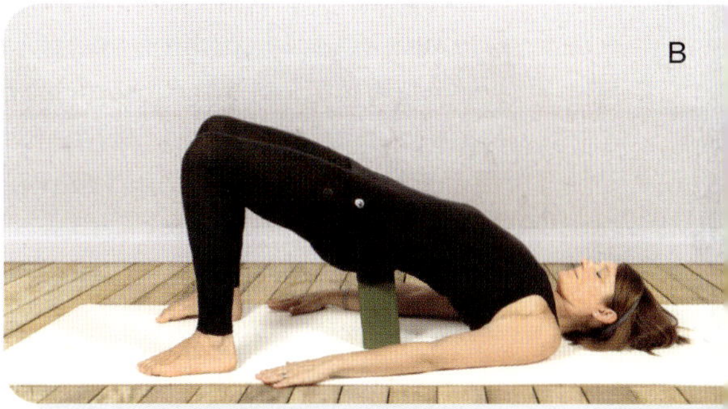

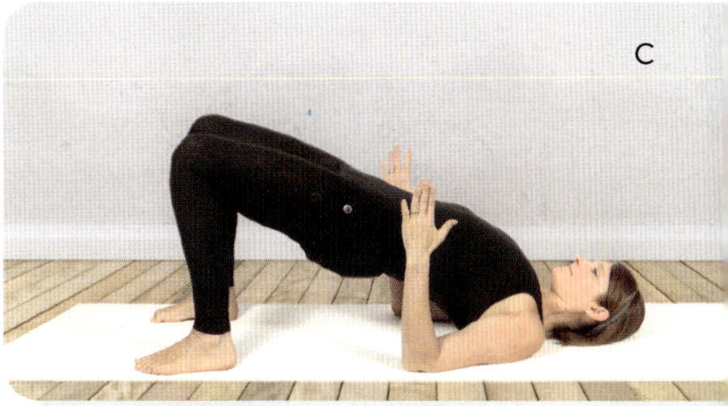

8. Périnée et hanches

- **Temps à prévoir :** environ 10 minutes.
- **Bienfaits :** ces exercices étirent et renforcent les muscles du bassin et des hanches, et tonifient les plans musculaires du périnée.

Périnée et hanches entretiennent une relation de « voisinage » puisqu'ils se trouvent dans le même secteur ; ils exercent indéniablement une influence l'un sur l'autre. Un périnée tonique permet de redresser la colonne vertébrale et de basculer le bassin dans une position qui est physiologiquement correcte, à condition toutefois que les muscles des hanches fassent leur travail. Voilà pourquoi **il est important de renforcer les muscles du périnée et des hanches de façon équilibrée** et de veiller à ce qu'ils soient suffisamment étirés pour que le bassin ait toute latitude et toute la vigueur requise pour se mettre en place comme il faut.

Quiconque pratique le yoga sait déjà que nos émotions réprimées vont se loger entre nos hanches. Or, les postures d'étirement sont idéales pour s'en libérer. Laissez ces émotions s'en aller, réjouissez-vous d'avance de la sensation de légèreté qui va vous étreindre après une séance – et pas seulement : cela risque fort de perdurer tout au long de la journée !

Lever de jambe vers l'avant et en diagonale

- Vous êtes debout, vous vous tenez droite. Vos épaules sont détendues, votre sternum est dirigé vers le ciel pour redresser votre dos. Vos pieds sont joints. Respirez profondément et calmement.

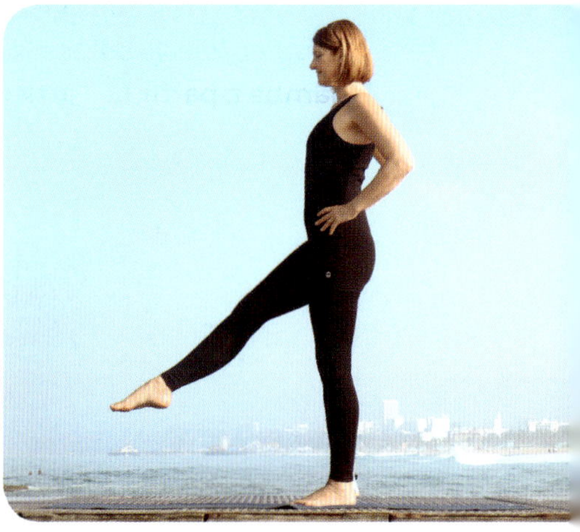

- Engagez votre périnée, veillez tout particulièrement à attirer les muscles de votre bas-ventre vers la colonne vertébrale.
- Lors de l'inspiration, levez la jambe gauche devant vous. Aidez-vous de vos mains pour assurer le maintien de vos hanches. Continuez à respirer de manière régulière.
- Respirez 5 à 8 fois, puis passez à l'autre côté.

Bienfaits : fait travailler les trois plans du périnée, renforce le grand droit et le muscle ilio-psoas, qui assure le lien entre le bassin et la colonne vertébrale.

Allons un peu plus loin

Variante A : procédez en alternant comme suit. Lors de l'inspiration, tendez votre jambe gauche et votre bras droit et tenez la pose. Lors de l'expiration, faites se rencontrer jambe et bras avant de les séparer et de les tendre à nouveau. Ensuite, passez à l'autre côté.

Variante B : pour compléter l'exercice quand il est terminé, faites 5 à 6 cercles avec votre jambe à partir de l'articulation de la hanche.

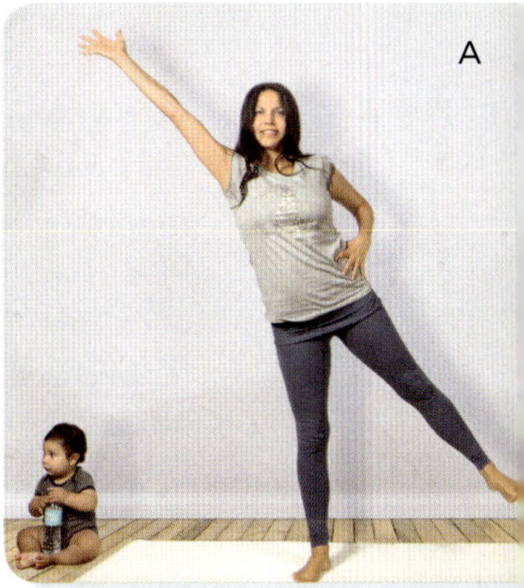

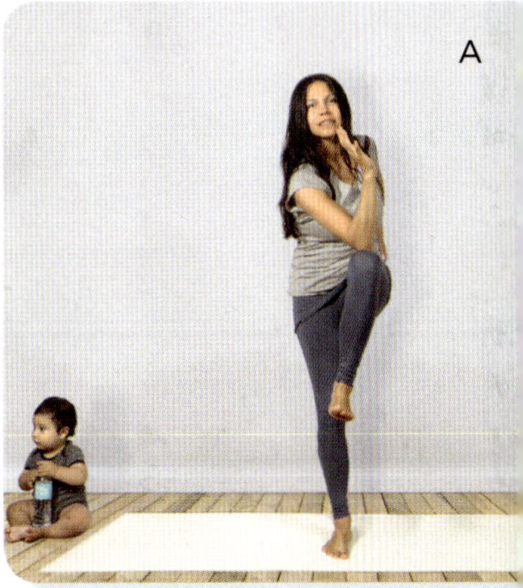

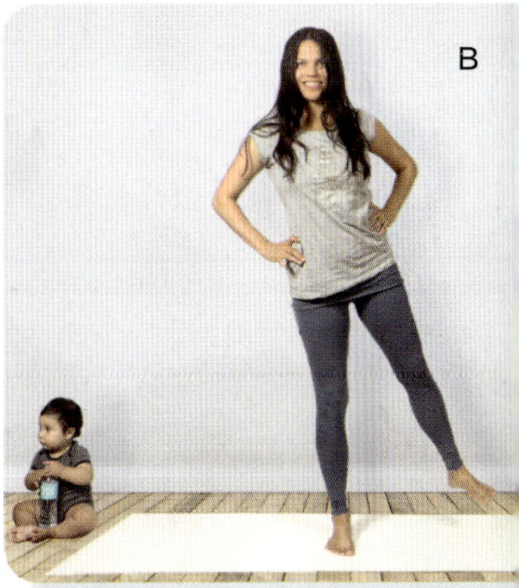

Torsion jambes en écart

- Mettez-vous debout, tenez-vous bien droite. Vos épaules sont détendues, votre sternum est dirigé vers le haut pour redresser votre dos.
- Pieds parallèles et largement écartés, respirez profondément et calmement.
- Mobilisez votre périnée, veillez à particulièrement attirer les muscles du bas-ventre vers votre colonne vertébrale.
- Lors de l'inspiration, soulevez votre sternum vers le haut de façon à allonger votre dos.
- Lors de l'expiration, inclinez-vous pour que vos mains se dirigent vers le sol dans le prolongement des épaules.
- Posez votre main gauche sur le sol devant vous de façon à ce qu'elle soit au milieu des deux pieds.
- Tendez votre bras droit en direction du ciel ; vos épaules sont alignées à la verticale.
- Respirez 5 à 8 fois. Relâchez, redressez-vous en flexion avant puis passez à l'autre côté.

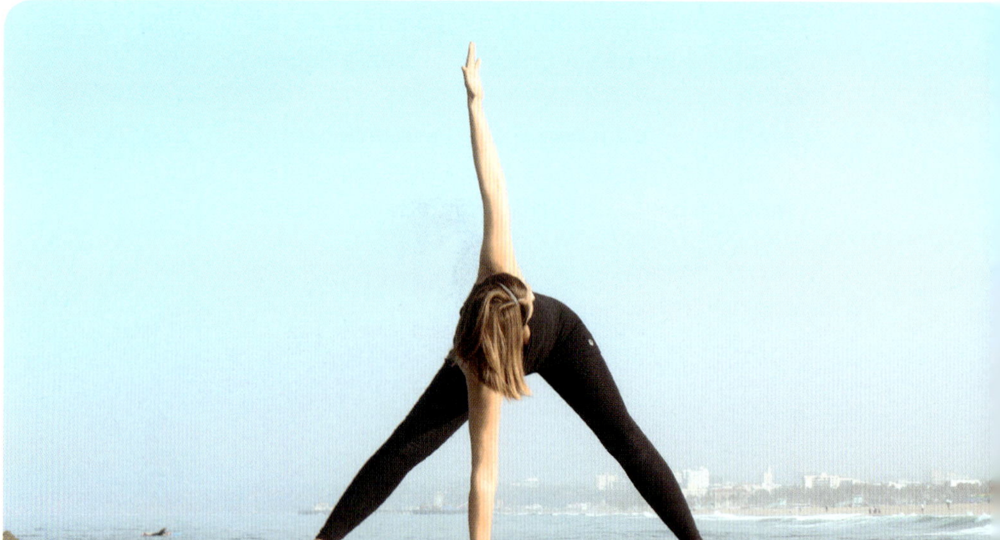

Bienfaits : étire les muscles de l'arrière des cuisses, du fessier, du bas du dos et de l'intérieur des jambes. Aide la colonne thoracique à améliorer les mouvements de torsion. Un exercice également merveilleux pour ouvrir les hanches.
Astuce : à celles qui ont la sensation d'être raides comme une planche, ne vous en faites pas, personne ne vous demande de mettre la tête entre les genoux ou les mains à plat sur le sol ! Cet exercice est surtout destiné à vous aider à libérer des blocages physiques et émotionnels sur un mode détendu.

Kit de secours : un bloc de yoga.

Allons un peu plus loin
Variante : appuyez votre main au sol sur un bloc de yoga. Posez-le bien au centre sur le tapis, à peu près à hauteur du nez.

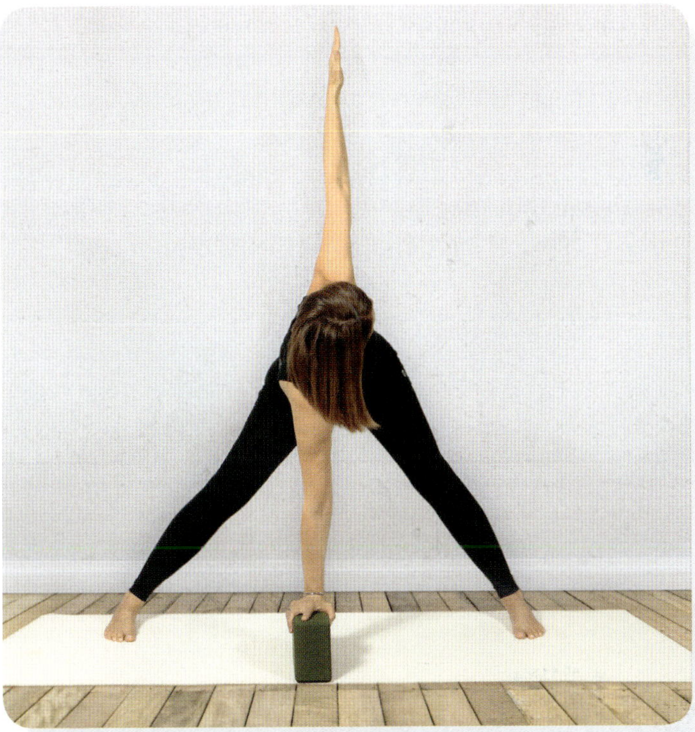

Posture de la grenouille, en position debout

- Mettez-vous debout, bien droite, épaules relâchées. Votre sternum est dirigé vers le ciel pour redresser votre dos.
- Pieds largement écartés, respirez profondément et calmement.
- Engagez votre périnée, veillez tout particulièrement à attirer les muscles du bas-ventre vers votre colonne vertébrale.
- Lors de l'expiration, fléchissez vos genoux jusqu'à ce que vos cuisses soient parallèles au sol. Déportez-vous un peu vers l'arrière tout en cherchant la bonne « assise » au centre. Poussez vos genoux vers l'extérieur, maintenez la contraction dans le ventre.
- Respirez 5 à 8 fois. Relâchez et rétablissez-vous en flexion avant.

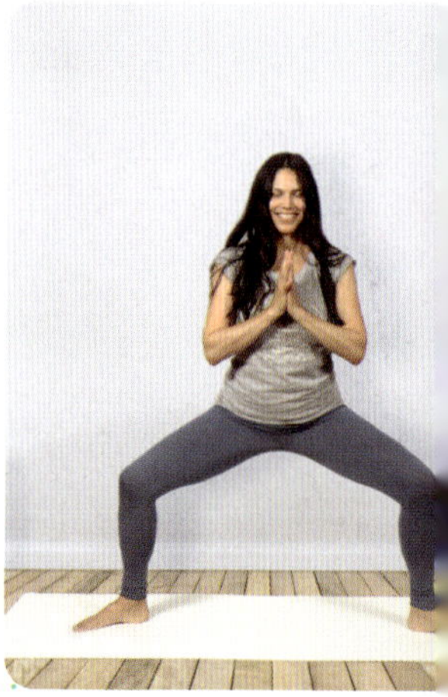

Bienfaits : mobilise les trois plans du périnée, fait travailler les muscles des cuisses et des fesses. Cet exercice permet également de retrouver force et énergie.

Astuce : en faisant cet exercice, imaginez qu'une vague d'énergie monte en vous par les pieds.

Allons un peu plus loin

Variante : la flexion des genoux est moins prononcée.

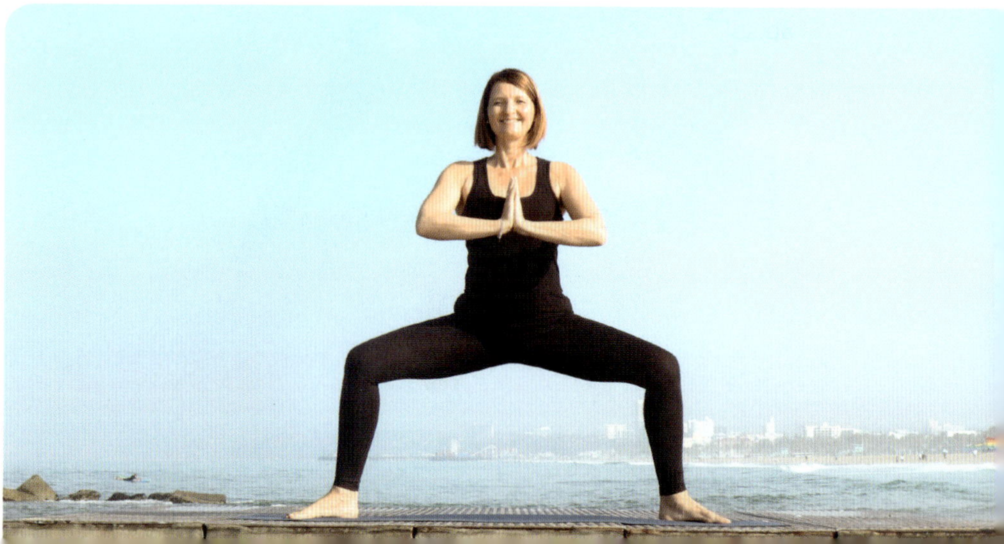

Soulever les hanches

- Allongez-vous sur le dos, pieds écartés de la largeur des hanches et ramenés à proximité des fesses. Respirez profondément et calmement.
- Si nécessaire, placez un bloc de yoga que vous comprimez entre les genoux.
- Engagez votre périnée, veillez particulièrement à attirer les muscles du bas-ventre vers votre colonne vertébrale.
- Vos bras sont le long du corps, enfoncez-les dans le tapis de sol.
- Vos pieds adhèrent bien au sol, soulevez votre bassin. Genoux, hanches et épaules suivent un même axe.
- Déplacez votre poids sur le talon gauche, levez les orteils du pied droit et étirez votre jambe droite vers l'avant en veillant à ce que les genoux restent l'un à côté de l'autre.
- Respirez 5 à 8 fois, puis passez à l'autre côté.

Bienfaits : dans cet exercice sont mobilisées l'arrière et la face antérieure des muscles de la cuisse, ainsi que les muscles des fesses et du dos, particulièrement au niveau des lombaires.

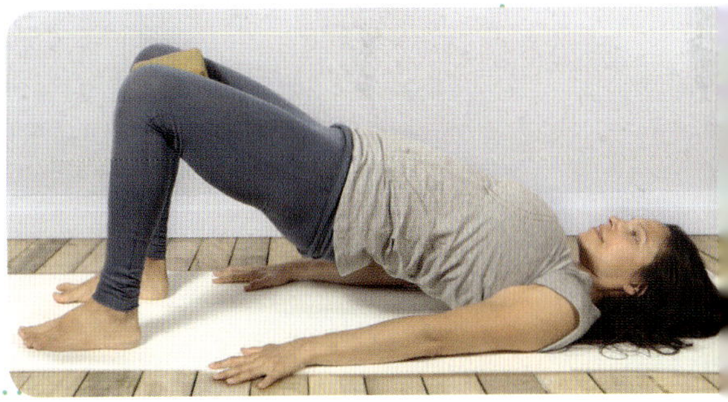

Kit de secours : un bloc de yoga.

Allons un peu plus loin
Variante : vos deux pieds restent au sol.

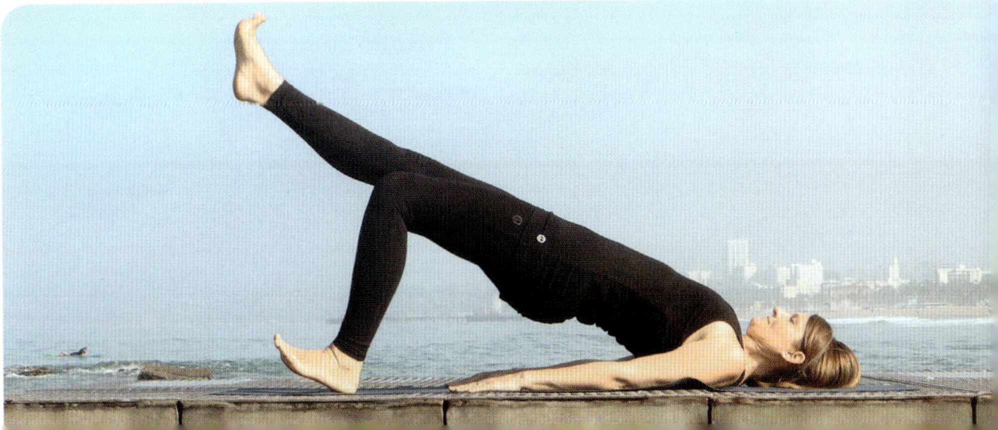

Exercice

Posture de la tête d'aiguille

- Vous êtes étendue sur le dos, ramenez vos pieds près de vos fesses. Respirez profondément et calmement.
- Déposez votre cheville droite juste sur votre genou gauche, qui est plié.
- Des deux mains, attrapez la cuisse gauche pour l'attirer vers votre buste. Tête et coccyx restent au sol.
- Engagez votre périnée, attirez votre bas-ventre vers la colonne vertébrale.
- Attirez un peu plus à vous la jambe gauche, tout en repoussant un peu le genou droit vers l'avant.
- Respirez 5 à 8 fois, puis passez à l'autre côté.

Bienfaits : cet exercice vise à étirer les muscles du fessier, en particulier le muscle piriforme. Ce dernier est souvent sujet à des tensions. Il exerce alors une pression sur le nerf sciatique qui passe juste en dessous de lui, ce qui peut provoquer pincements ou fourmillements. Par ailleurs, si ce muscle est trop court, toute flexion avant prononcée devient impossible puisque le bassin ne peut pas être basculé vers l'avant.

Astuce : tout comme la tête d'aiguille, le cygne (voir p. 162) est une posture idéale quand on veut travailler à l'étirement du muscle piriforme.

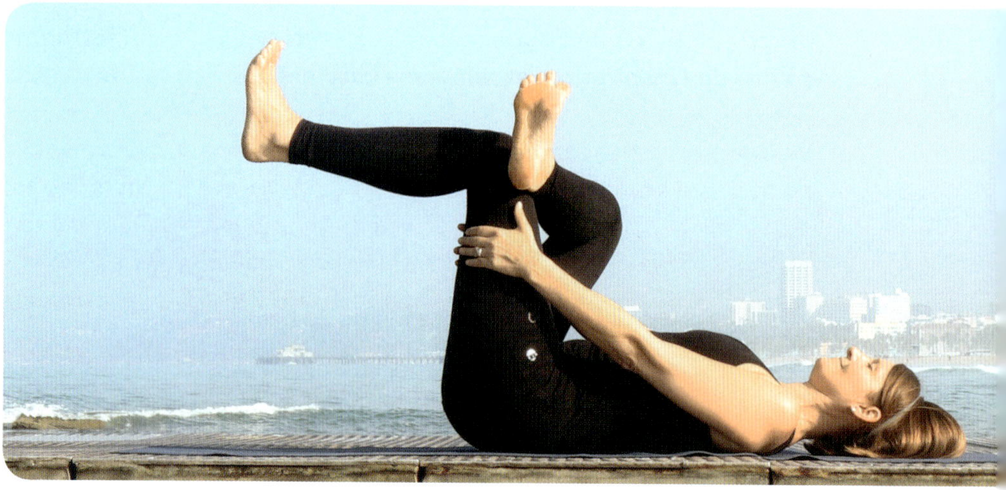

Allons un peu plus loin

Variante : attirez votre jambe gauche vers vous avec votre main, tout en maintenant votre jambe droite fléchie, pied au sol. Changez ensuite de côté.

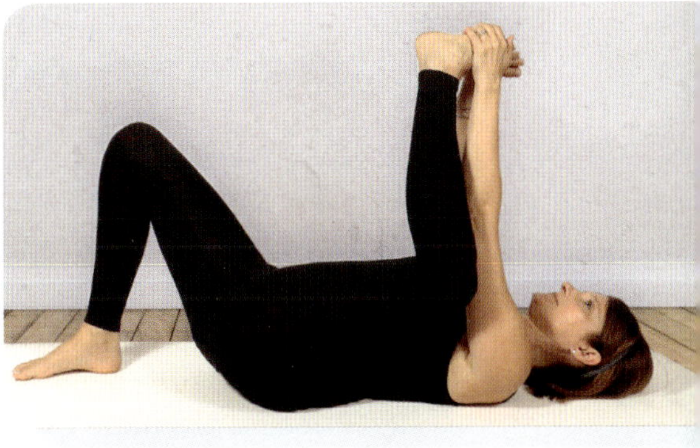

9. Un mental stable

- **Temps à prévoir :** 10 minutes.
- **Bienfaits :** ces exercices favorisent la clarté mentale, la paix intérieure et renforcent le mental.

So ham est un mantra qui nous vient du sanskrit, la langue la plus ancienne d'Inde. Il signifie « je suis cela ». Ce mantra, récité en boucle – silencieusement ou à voix haute –, est considéré comme un sésame qui permet de **retrouver un esprit lucide**, la conscience de ce que « je suis » et la force mentale. De quoi séparer le bon grain de l'ivraie et pouvoir **poser un regard neuf sur ce qui est vraiment important dans la vie**. Dans cette série d'exercices, nous combinons ce mantra très puissant avec des postures qui intègrent et magnifient les effets du mantra. Ainsi, il peut être récité au rythme des inspirations et des expirations, mentalement ou à voix haute. Si vous prenez une longue respiration, vous pouvez aussi introduire *so* lors de l'inspiration, et relâcher *ham* lors de l'expiration.

Veillez à toujours calquer la récitation du mantra sur votre souffle et non l'inverse. Exemple : vous devrez étirer les voyelles *o* ou *a* de *so ham* pour ajuster le mantra à votre rythme respiratoire si ce dernier s'écoule sur 3 secondes. Si cela vous convient mieux de respirer sur 2 secondes, vous mettrez moins de temps à prononcer les syllabes.

Posture de la montagne accompagnée du mantra So ham

- Vous êtes debout, bien droite. Vos épaules sont relâchées et votre sternum est dirigé vers le haut afin de redresser votre dos. Vos genoux sont légèrement fléchis. Respirez profondément et calmement.
- Récitez une première fois *so ham* lors de l'inspiration en élevant vos bras vers le haut.
- Récitez à nouveau *so ham* lors de l'expiration en baissant les bras.
- Recommencez autant de fois que vous le désirez. La montagne avec *so ham* est à faire à chaque fois que vous voulez pratiquer l'exercice suivant.

Bienfaits : engage les trois plans du périnée, il suffit de se tenir bien droite. L'énergie libérée par le mantra s'écoule dans une fluidité optimale.

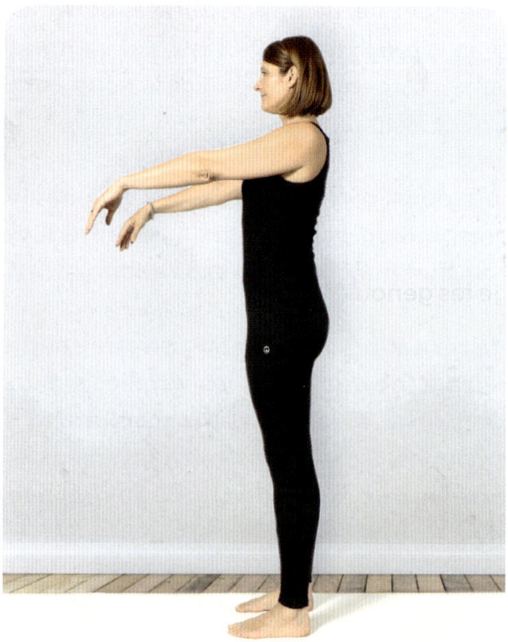

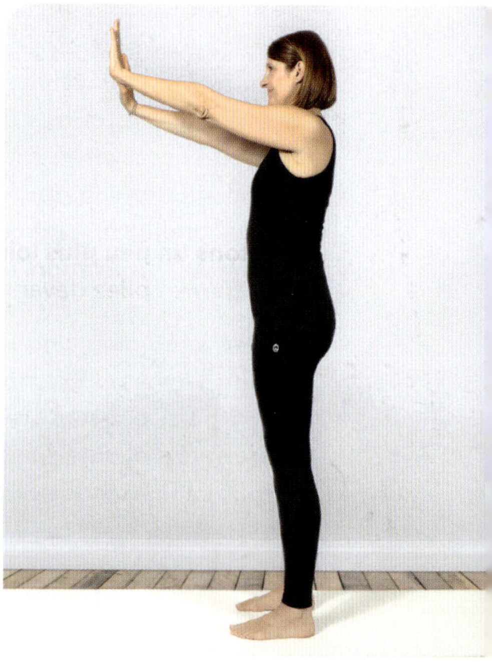

Padangustasana

- Vous êtes debout, bien droite. Vos épaules sont relâchées, votre sternum est dirigé vers le haut pour redresser votre dos. L'écart de vos jambes est égal à la largeur de vos hanches.
- Engagez votre périnée, veillez tout particulièrement à aspirer le bas-ventre vers la colonne vertébrale, tout en tirant vers le haut l'élastique imaginaire qui relie le coccyx au pubis.
- Lors de l'inspiration, inclinez votre buste parallèlement au sol.
- Lors de l'expiration, faites glisser l'ensemble de votre tronc en flexion avant. Pliez les genoux de façon à ce que votre buste puisse reposer sur vos cuisses. Saisissez vos gros orteils entre le pouce et l'index.
- Lors de l'inspiration, allongez votre dos en soulevant un peu la cage thoracique, le sternum glisse vers l'avant du tapis de sol.
- Lors de l'expiration, accentuez la flexion avant en tirant vos coudes vers l'extérieur.
- Respirez 5 à 10 fois, puis redressez-vous lors d'une inspiration.

Bienfaits : sur un plan énergétique, la flexion avant se réfère au lâcher-prise et à l'altruisme. Ici, elle est utile pour libérer les vieux schémas et les émotions qui ne nous appartiennent plus ; elle nous invite à faire preuve d'altruisme face aux forces universelles qui nous guident, nous offrent de nouvelles perspectives et nous permettent de rebondir sur autre chose.

Allons un peu plus loin

Variante : pliez davantage les genoux.

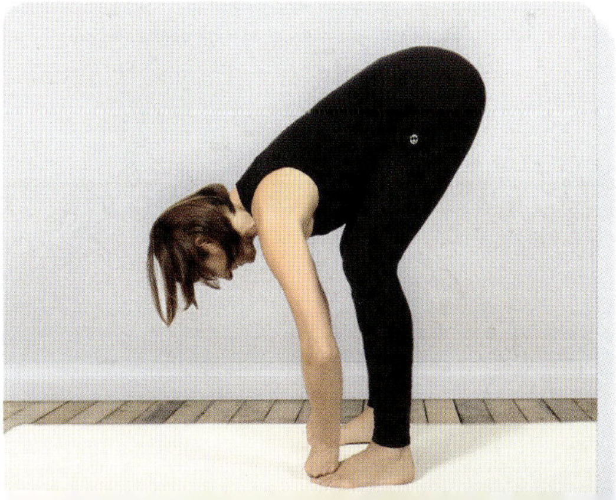

Posture du triangle

- Mettez-vous debout, tenez-vous bien droite. Vos épaules sont relâchées, votre sternum est dirigé vers le haut afin de redresser votre dos. Respirez profondément et calmement.
- Faites une belle fente en glissant votre pied droit vers l'arrière. Votre cheville doit observer un angle de 90 degrés de façon à ce que votre pied soit parallèle au tapis dans sa largeur.
- Engagez votre périnée, veillez tout particulièrement à aspirer le bas-ventre vers la colonne vertébrale tout en tirant vers le haut l'élastique imaginaire qui relie le coccyx au pubis.
- Lors de l'inspiration, tendez les bras sur le côté. Veillez à ce qu'ils soient parallèles au sol, puis basculez la main droite vers votre gros orteil en rétractant sensiblement les hanches. C'est tout le haut de votre corps qui s'incline en un ample mouvement vers la droite.
- Lors de l'expiration, votre tronc plonge encore davantage vers la droite, votre main l'attire en direction du sol. Vous

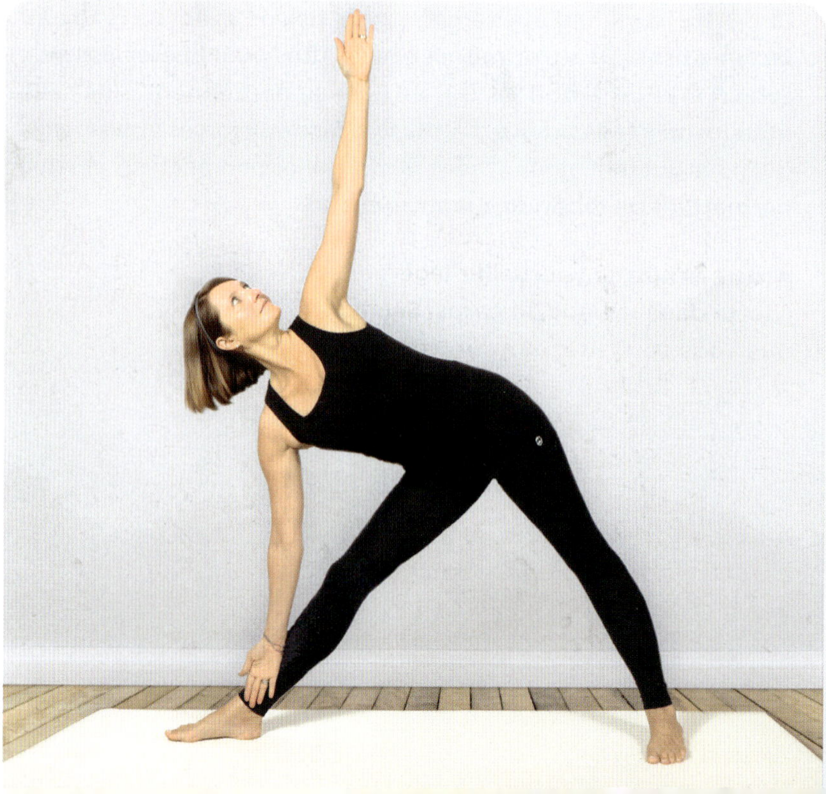

pouvez aussi assurer la pose en disposant votre main sur votre cuisse ou exercer une pression du dos de votre main contre l'intérieur de votre jambe.

- Lors de l'inspiration, tendez le bras gauche vers le ciel, suivez-le du regard. Créez de l'espace dans votre cage thoracique en inspirant et en expirant profondément.
- Respirez profondément dans cette posture entre 5 et 10 fois, puis redressez-vous lors de l'expiration avant de passer à l'autre côté.

À vous de décider si vous préférez réciter *so ham* à chaque inspiration et expiration lors de cet exercice, ou attendre qu'il soit fini avant de reprendre la posture de la montagne accompagnée du mantra.

Bienfaits : le triangle est représentatif de la stabilité qui mène à la légèreté, c'est une invitation à savourer la vie. Seules des fondations bien stables – en l'occurrence, nos jambes – peuvent nous permettre d'accueillir légèreté et liberté dans le haut du corps. Selon ce que vous souhaitez nourrir, vous pouvez vous concentrer sur l'un ou l'autre : davantage de stabilité dans vos jambes ou de légèreté dans le haut du corps.

Allons un peu plus loin

Variante : placez le dos de votre main à hauteur du tibia.

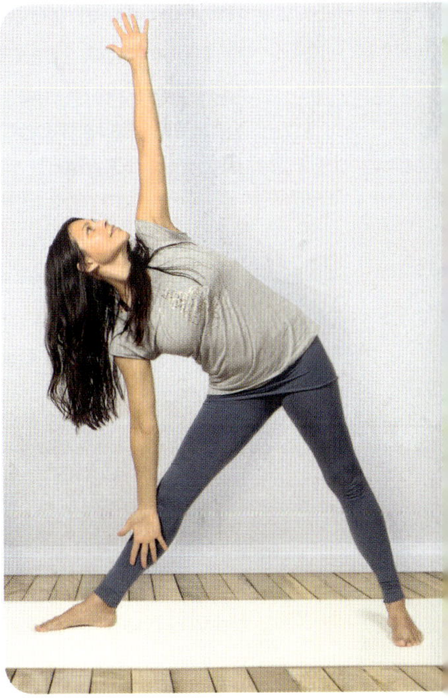

Posture de la table

- Vous êtes debout, tenez-vous bien droite. Vos épaules sont relâchées, votre sternum dirigé vers le haut pour redresser le dos. Vos pieds sont parallèles, leur écartement est égal à la largeur de vos hanches. Respirez profondément et calmement.
- Engagez votre périnée, veillez tout particulièrement à aspirer le bas-ventre vers la colonne vertébrale, tout en tirant vers le haut l'élastique imaginaire qui relie le coccyx au pubis.
- Lors de l'inspiration, tendez les bras de côté à hauteur de vos épaules.
- Lors de l'expiration, inclinez votre buste en avant de façon à ce qu'il soit parallèle au sol.
- Attirez vos omoplates l'une vers l'autre en veillant à ce que votre périnée soit toujours contracté.
- Maintenez la posture en respirant profondément 5 à 10 fois.

À vous de décider si vous préférez réciter *so ham* à chaque inspiration et expiration lors de cet exercice, ou attendre qu'il soit fini avant de reprendre la posture de la montagne accompagnée du mantra.

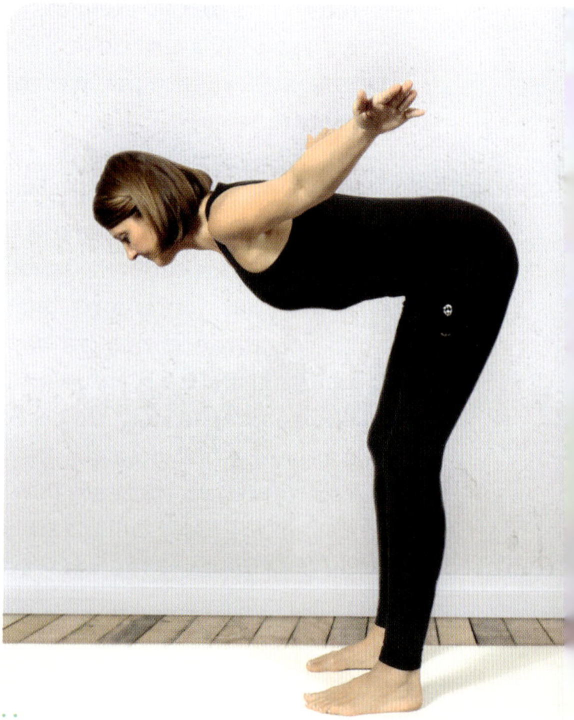

Bienfaits : cette posture est formidable pour faire affluer l'énergie dans le dos, elle nous aide à trouver la stabilité nécessaire pour y voir plus clair dans les domaines de la vie qui nous posent question.

Allons un peu plus loin

Variante : enserrez vos hanches de vos mains.

Posture de l'enfant à genoux

- Mettez-vous à quatre pattes, mains posées en dessous de vos épaules, genoux dans le prolongement de vos hanches. Respirez profondément et calmement.
- Engagez votre périnée, veillez tout particulièrement à aspirer le bas-ventre vers la colonne vertébrale, tout en tirant vers le haut l'élastique imaginaire qui relie le coccyx au pubis.
- Lors de l'expiration, posez le front sur le sol. Vos fesses sont au-dessus des genoux. Concentrez-vous sur le point entre vos sourcils, n'hésitez pas à fermer les yeux et à vous concentrer sur ce point entre vos sourcils.
- Maintenez cette posture en respirant 5 à 10 fois profondément.

Bienfaits : cet exercice sollicite le chakra du troisième œil, lequel gère la clairvoyance, la capacité à prendre des décisions et la force mentale.

Respiration : veillez à adopter un rythme respiratoire profond et régulier pour réciter *so ham* lors de l'inspiration et à nouveau *so hama* lors de l'expiration. Respirez dans cette posture 5 à 10 fois, puis redressez-vous sur une inspiration.

Allons un peu plus loin

Variante : les fesses sont posées sur les chevilles, bras allongés devant vous.

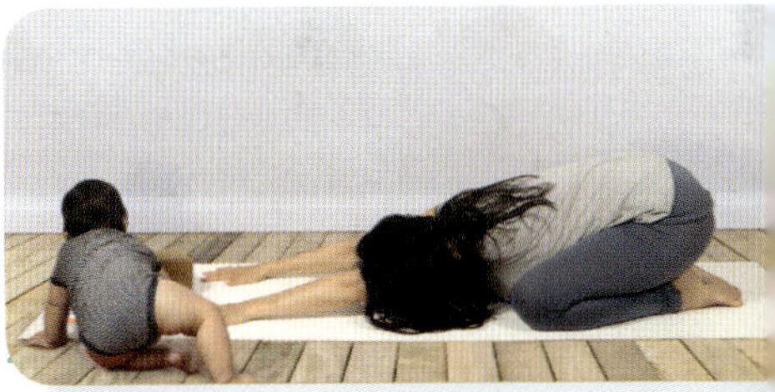

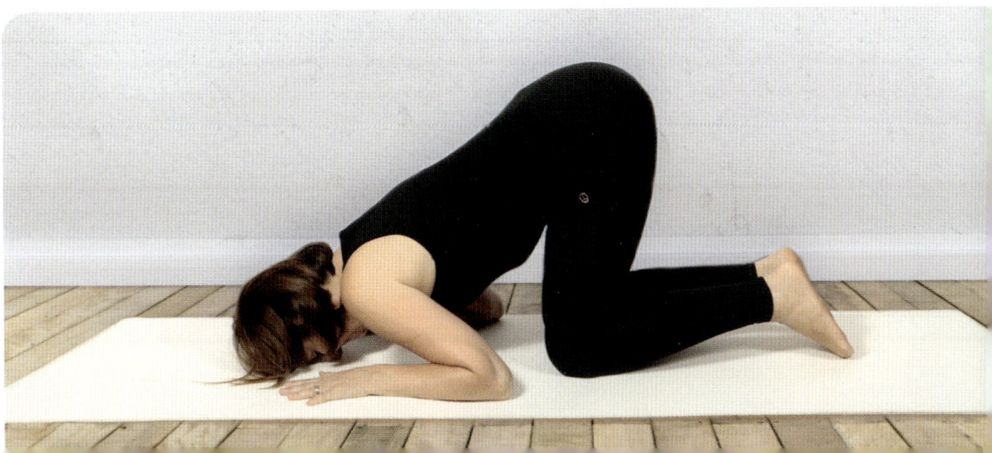

Exercice

Torsion assise

- Sortez de la posture précédente en vous asseyant sur le côté droit. Vos pieds restent sur la gauche, à proximité de votre hanche.
- Levez le pied gauche et ramenez-le en direction de votre buste, faites-le passer par-dessus le genou droit, de façon à ce que le genou gauche pointe vers le haut. Le talon du pied droit touche quasiment votre ischion gauche.
- Faites pivoter votre buste vers la droite, dans le sens contraire de la jambe fléchie verticale, servez-vous de la main droite pour saisir l'extérieur du genou qui pointe vers le haut. Appuyez-vous sur le sol, derrière vous, de la main gauche.
- Lors de l'inspiration, engagez votre périnée, veillez tout particulièrement à aspirer le bas-ventre vers la colonne vertébrale tout en tirant vers le haut l'élastique imaginaire qui relie le coccyx au pubis. Ce faisant, allongez votre colonne vertébrale.
- Lors de l'expiration, accentuez la torsion et portez votre regard par-dessus l'épaule gauche.
- Maintenez cette posture en respirant profondément 5 à 10 fois, puis changez de côté. Veillez à adopter un rythme respiratoire profond et régulier pour réciter *so ham* lors de l'inspiration et à nouveau *so ham* lors de l'expiration. Respirez dans cette posture 5 à dix 10 fois, puis faites à nouveau pivoter votre tronc pour sortir de la torsion sur une inspiration.

Bienfaits : les torsions sont bénéfiques au chakra du cœur, le centre énergétique qui cultive la sphère de l'amour, de la compassion et de la gratitude.

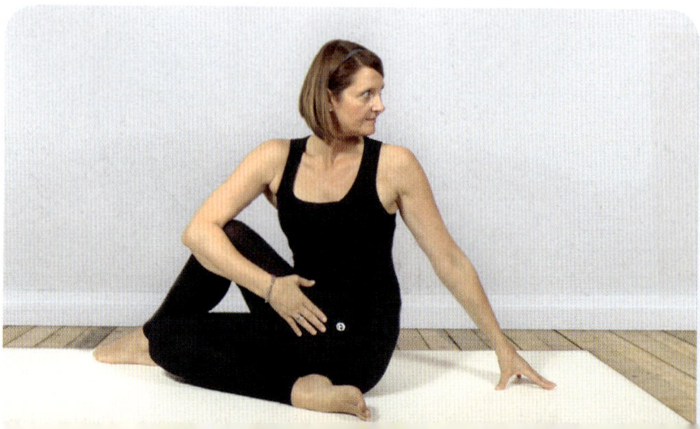

10. Redescendre de « son petit nuage », conclure sa séance de yoga

- **Temps à prévoir :** 5 à 10 minutes.
- **Bienfaits :** mise en détente, apaisement, équilibrage énergétique.

Après chaque série d'exercices, **offrez-vous un moment pour les clore** avec les exercices que nous avons réunis dans cette série ; **ils aident le corps et l'esprit à « redescendre de leur petit nuage »**. Faites-le d'autant plus que vous avez une journée bien chargée derrière vous car cette série d'exercices peut vous procurer davantage de calme, de sérénité et de détente.

Respiration prodonde dans le ventre en position allongée

Allongez-vous de façon à vous sentir détendue.
Posez vos mains juste en dessous du nombril. Respirez, comptez 3 ou 4 secondes lors de l'inspiration, et 3 ou 4 secondes lors de l'expiration. Votre abdomen se soulève et se creuse.
Restez ainsi allongée en respirant 5 à 10 fois.

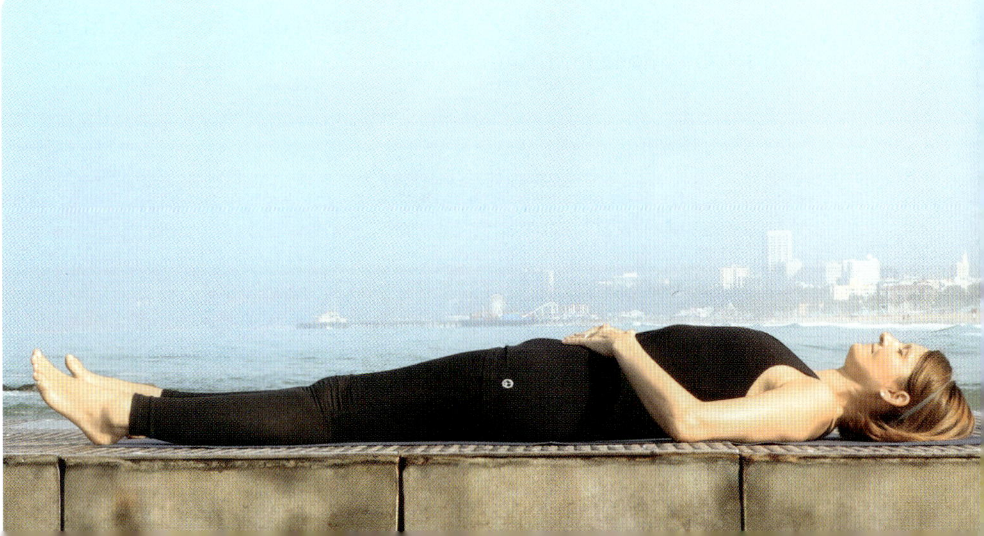

Bienfaits : la respiration profonde a un effet extrêmement apaisant, elle active le système nerveux parasympathique. Cette asana signale ceci au corps et à l'esprit : « Tout va bien, lâche prise et détends-toi ! » En même temps, le périnée s'étire vers le bas, une belle compensation aux exercices qui l'ont fait travailler. Sachez en effet que le périnée ne doit pas être sollicité outre mesure, il faut qu'il reste souple pour pouvoir se contracter et se relâcher au moment voulu.

Allons un peu plus loin

Variante : pieds à plat sur le sol.

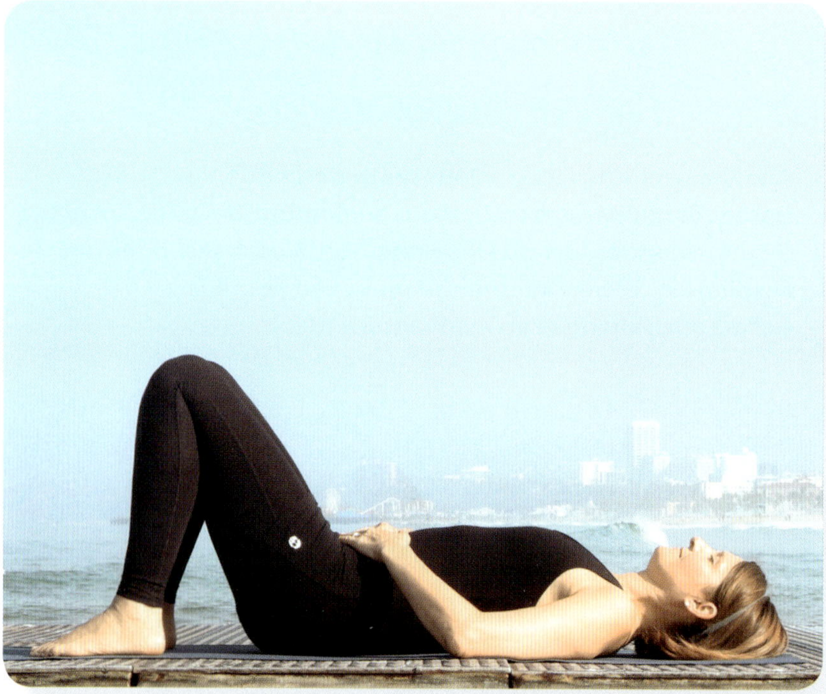

Équilibre sur les avant-bras

- Allongez-vous de façon confortable. Vos mains reposent le long de vos hanches. Respirez profondément et calmement.
- Levez vos deux jambes à la verticale.
- Soulevez vos hanches en les soutenant de vos mains. Aidez-les à se soulever un peu plus haut. Vos coudes sont fermement appuyés sur le sol. Faites basculer vos jambes, qui restent tendues, un peu en diagonale par-dessus votre tête.
- Maintenez cette posture en respirant profondément 5 à 10 fois.

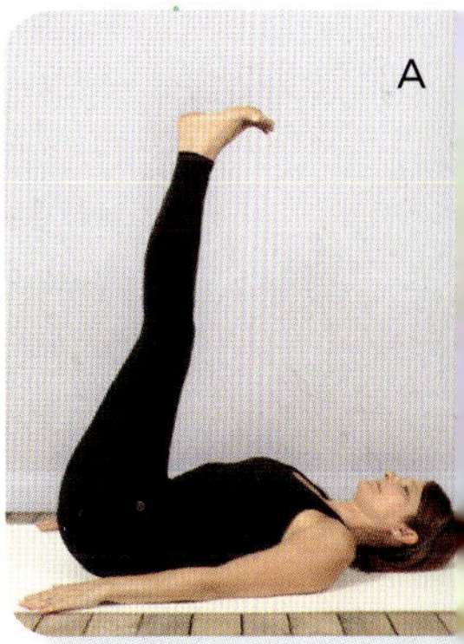
A

Kit de secours : un coussin.

Allons un peu plus loin

Variante A : vos hanches adhèrent au sol, vos bras sont tendus le long du corps.

Variante B : glissez un coussin sous vos hanches, vos bras restent plaqués sur le sol le long de votre corps.

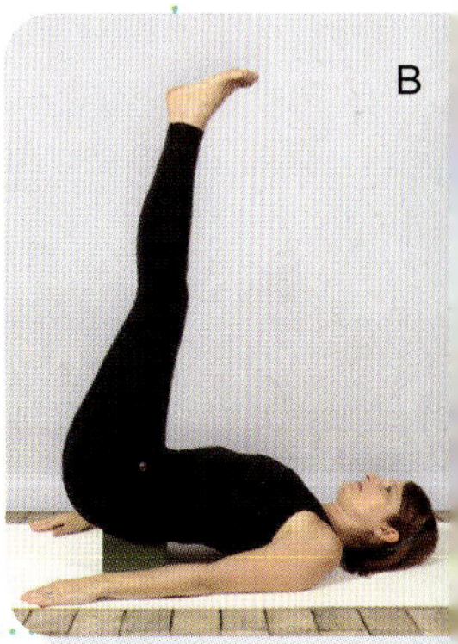
B

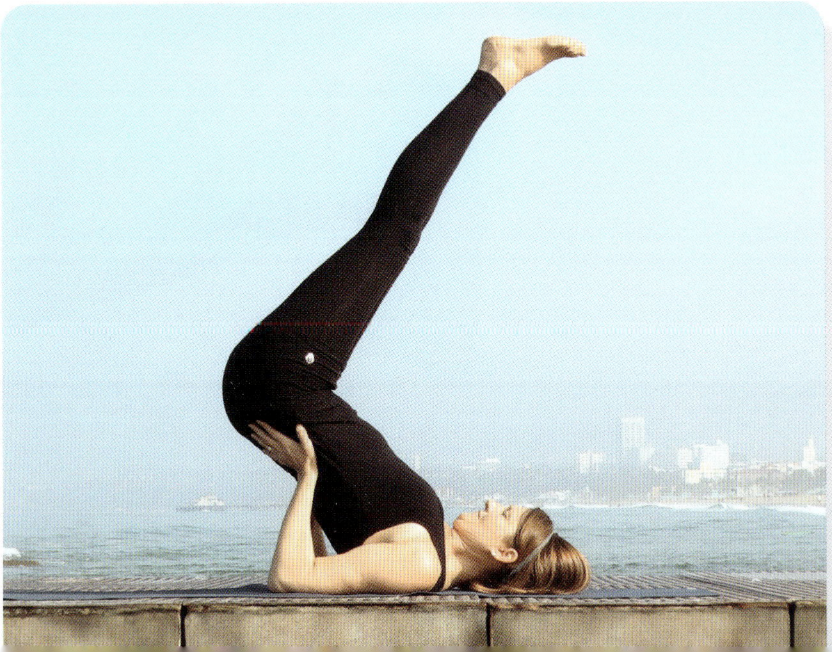

Posture de la charrue

- À partir de la posture en équilibre sur les avant-bras, basculez vos jambes par-dessus votre tête. Pensez à respirer sur un rythme régulier.
- Vous pouvez poser la pointe des pieds sur le sol ou les maintenir suspendus.
- Tendez les bras vers l'avant, appuyez vos mains sur le sol ou soutenez votre dos par en dessous.
- Enfoncez votre crâne sur le tapis de sol pour mobiliser vos cervicales, mais aussi protéger et soutenir votre nuque.
- Tenez cette posture en respirant profondément 5 à 10 fois, puis déroulez votre dos pour retrouver une position allongée.

Bienfaits : s'agissant d'une posture inversée, calme profond et centrage garantis.

Attention : veillez particulièrement à ménager vos vertèbres cervicales dans le cadre de cet exercice. Si vous notez une gêne

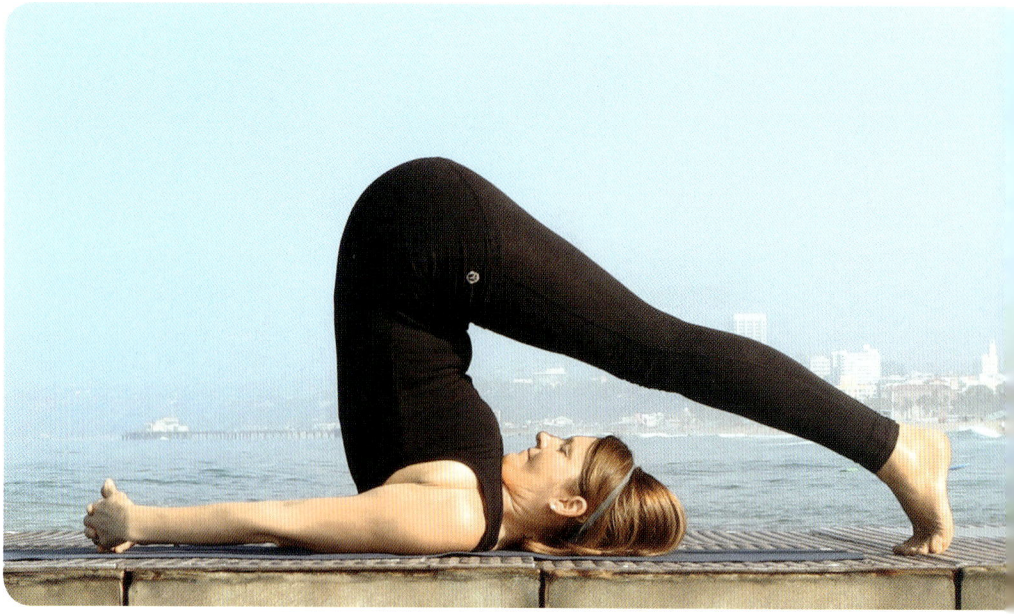

au niveau du cou ou de la nuque, ou si vous êtes prise d'un léger vertige, ayez le réflexe de quitter la posture immédiatement. Optez plutôt pour l'une de ses variantes. Celles-ci sont dans tous les cas préconisées si votre nuque est déjà fragilisée, voire source de douleurs.

Allons un peu plus loin

Variante A : faites glisser vos genoux sur le front, votre poids repose uniquement sur le haut du dos.

Variante B : vous êtes sur le dos, ramenez vos genoux vers le buste.

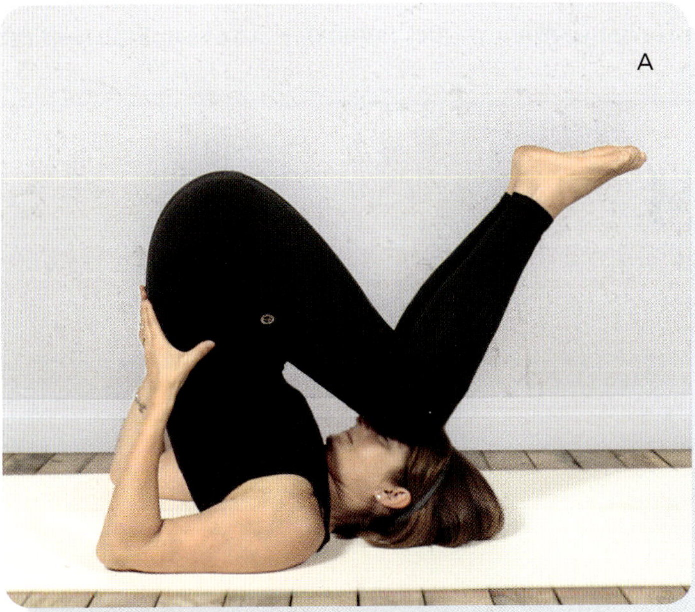

Posture du poisson

Allongez-vous sur le dos, pieds tendus, soulevez légèrement votre bassin. Déplacez les mains sous vos hanches de façon à ce que vos pouces soient orientés l'un vers l'autre, bras tendus. Vos coudes pointent vers le sol.

Tendez à nouveau vos jambes, enfoncez vos coudes dans le sol. Soulevez votre tronc le plus possible en vous appuyant sur vos coudes, pour que votre sternum bombe vers l'avant. Renversez votre tête de façon à ce que le haut de votre crâne repose sur le sol.

Respirez profondément dans votre cage thoracique, sentez-la s'ouvrir et continuez ainsi lors de l'expiration. Respirez profondément dans cette posture 5 à 10 fois.

Bienfaits : ouvre le cœur, étire les muscles intercostaux, ainsi que ceux du buste et des épaules. Sans oublier les muscles du cou et par conséquent, ceux qui sont en lien avec l'appareil respiratoire.

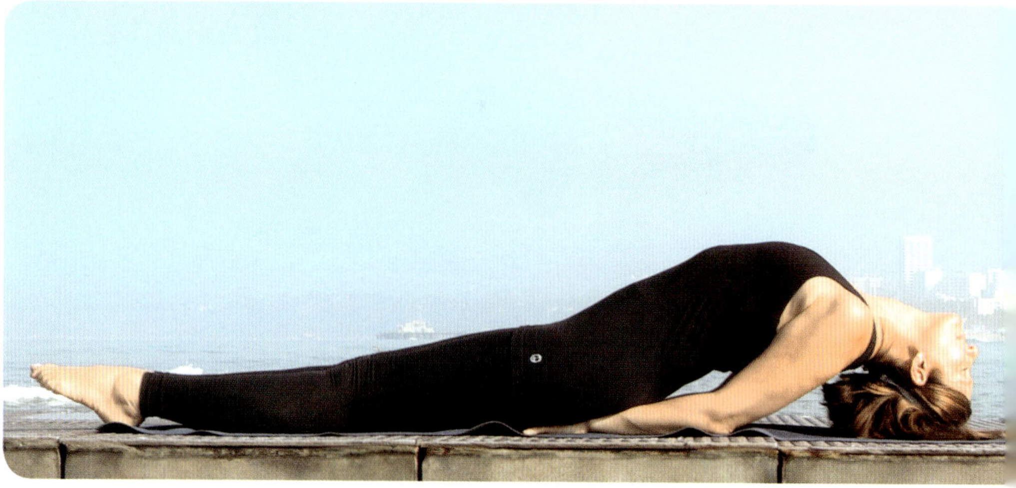

Allons un peu plus loin

Variante A : glissez un bloc de yoga sous votre tête, cela vous aidera si votre nuque est fragilisée.

Variante B : déplacez vos coudes vers l'arrière afin de vous appuyer dessus, soulevez davantage votre tronc en posant vos pieds à plat sur le sol. Laissez votre tête se renverser vers l'arrière.

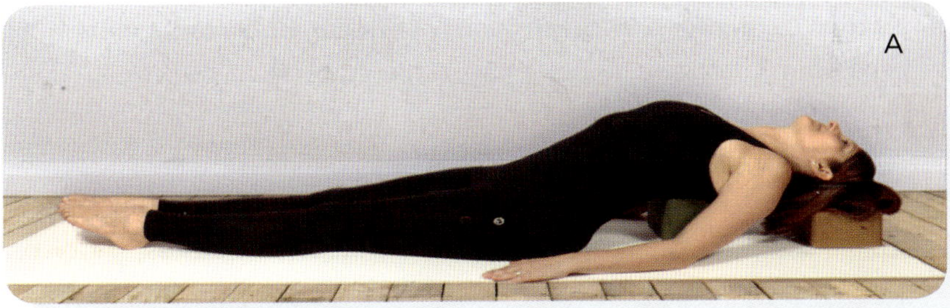

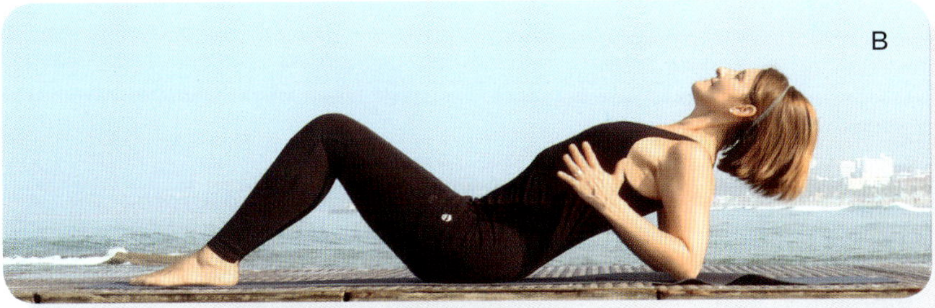

Tailleur en flexion avant

Adoptez la posture du tailleur et concentrez-vous sur votre souffle.
Déplacez vos pieds un peu en avant, afin de disposer vos tibias l'un sur l'autre, chevilles sous les genoux.
Inclinez votre buste vers l'avant seulement si c'est confortable, sinon, restez droite.
Prenez appui sur vos avant-bras et attrapez vos pieds.
Maintenez cette posture en respirant profondément 5 à 10 fois.

Bienfaits : étire les muscles profonds des fesses ainsi que le bas du dos. Le tailleur en flexion avant est une posture d'humilité qui privilégie à la fois le lâcher-prise et l'accueil de ce qui est.

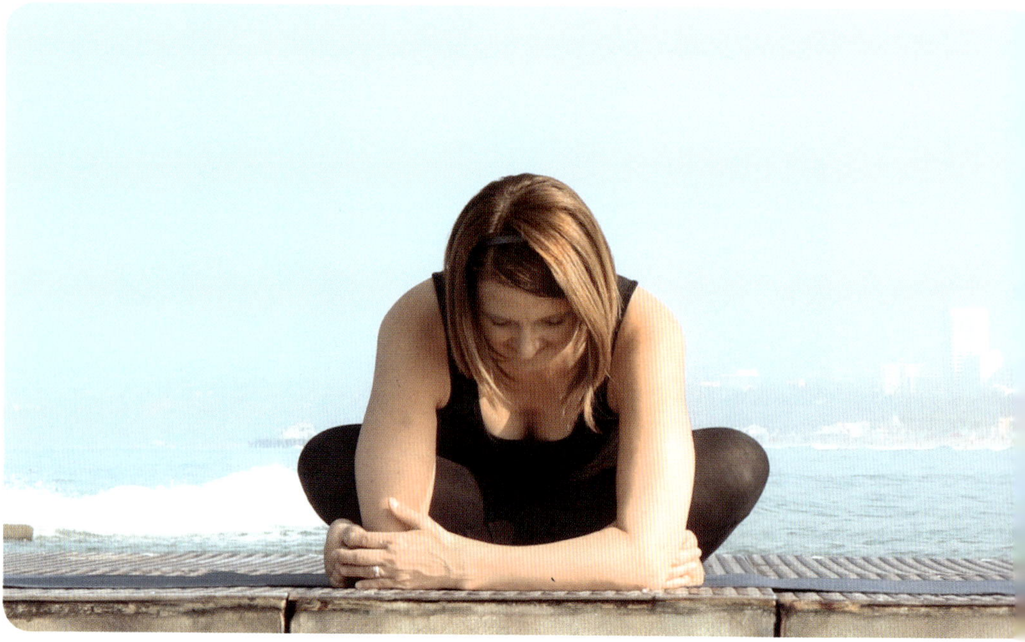

Savasana

- Allongez-vous confortablement sur le dos, vos pieds écartés de 40 à 50 centimètres l'un de l'autre. Permettez à vos genoux et vos pieds de basculer vers l'extérieur. Vos bras reposent à distance de votre corps. Le dos de vos mains repose en coupe sur le sol, vos doigts adoptent leur courbure naturelle.
- Détendez tous vos muscles, remettez toutes vos tensions au sol. Votre souffle circule librement.
- Permettez à votre souffle d'aller et venir tranquillement, sentez le mouvement de va-et-vient de votre abdomen.
- Laissez aller toute pensée, toute émotion qui surgit en vous, contentez-vous de savourer cet instant. Restez ainsi de 3 à 15 minutes.

Bienfaits : un moment de pure détente. Le prana peut ainsi circuler dans l'ensemble de votre corps.

Astuce : utilisez une couverture si vous êtes du genre frileuse. Si vous vous sentez très fatiguée, mieux vaut être prévoyante et vous munir d'un réveil.

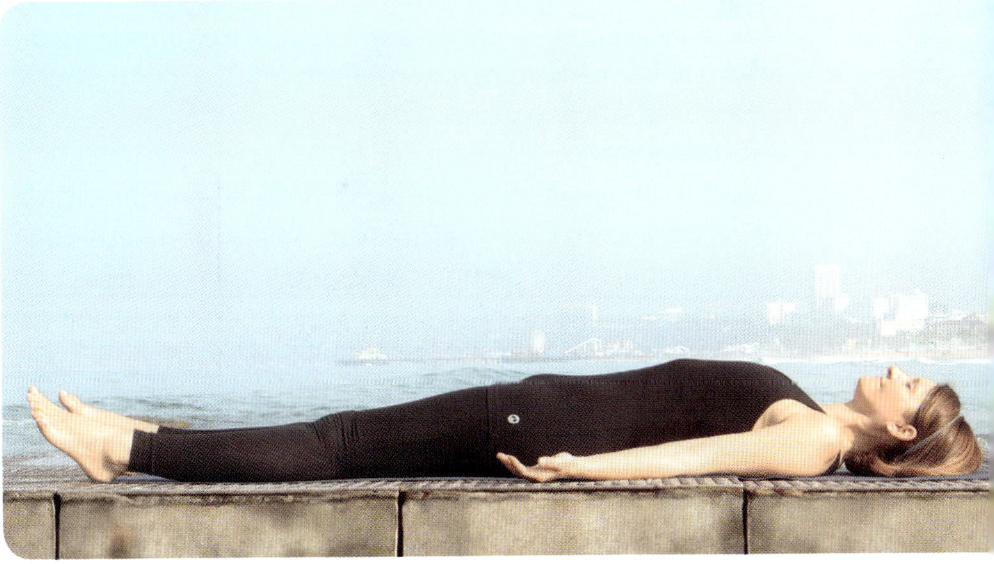

Remerciements

Nous aimerions exprimer ici toute notre gratitude, un livre est une aventure qui n'est possible que grâce au soutien de nombreuses personnes. Merci à nos enfants Laureen et Sören : vous êtes de fabuleux professeurs, toujours prompts à nous faire ouvrir les yeux sur des aspects de la vie qui ne demandent qu'à être découverts. Merci à nos parents : c'est grâce à vous que nous sommes devenus les adultes que nous sommes aujourd'hui. Merci à nos élèves et stagiaires : certes, à notre contact, vous apprenez, mais l'inverse est également vrai.

Nous sommes également extrêmement reconnaissants envers nos professeurs ; ils nous ont beaucoup apporté tout au long de notre chemin, en particulier Bryan Kest et Ramana Maharshi : merci de nous avoir enseigné les vertus de l'humilité et de la gratitude.

Merci du fond du cœur tout spécialement à Bryan Kest, à sa femme Melissa et à leur fils Romeo : grâce à vous, nous avons pu faire des photos magnifiques à Los Angeles ; merci de nous avoir permis de passer tant de temps à vos côtés ; vous avez été source de grande inspiration. Nous remercions cordialement Joyce Abraham, qui nous a suivis partout avec son appareil photo pour réaliser de très beaux clichés.

Enfin, un grand merci à nos amis de la marque OGNX (www.ognx.com), spécialiste des vêtements éthiques pour le yoga. Merci de nous avoir si joliment équipés.

Biographie des auteurs

Romana Lorenz-Zapf pratique le yoga depuis 1997 ; elle est devenue formatrice en yoga après avoir fondé en 2002 l'école *UNIT Yoga Aus- & Weiterbikdung*, centre de formation professionnelle continue en yoga. Depuis, elle forme des professeurs de yoga dans différentes villes d'Allemagne. En la personne de Bryan Kest, son tout premier professeur de yoga, elle a aussi trouvé un véritable mentor. Elle a complété son apprentissage avec d'autres professeurs de renom. Parallèlement à sa pratique d'un yoga aux facettes multiples qui est aussi le fruit d'une longue expérience, Romana Lorenz-Zapf intervient au titre de professeur certifié de l'AYA – *American Yoga Alliance* –, fédération américaine de yoga au sein de laquelle elle a suivi une formation professionnelle de cinq cents heures. Celle-ci comprend une certification en tant que professeur de yoga pour enfants et professeur de yoga prénatal. Autre compétence reconnue par l'AYA, elle est responsable de la formation professionnelle en yoga au sein de UNIT Yoga. C'est avec amour et passion que Romana Lorenz-Zapf distille ses connaissances de la philosophie du yoga à ses stagiaires. Ce faisant, elle propose des cours et des formations qui réunissent avec bonheur le méthodisme de l'ashtanga yoga et la créativité du vinyasa yoga, avec le style qui est le sien, sur un mode novateur et tout en douceur ; un enseignement qui donne aussi priorité aux besoins individuels de chacun.

Holger Zapf : Diplômé en sciences du sport, il a également étudié la philosophie. Holger Zapf pratique le yoga depuis 2004 ; il a fondé en 2008 deux studios de yoga en Allemagne, l'un à Hambourg, l'autre à Wiesbaden. Professeur certifié de yoga grâce à une formation professionnelle de cinq cents heures auprès de l'AYA – *American Yoga Alliance* –, Holger Zapf a continué à se former avec succès dans divers domaines, avec une pratique assidue de la méditation, du pranayama, de l'anusara et de l'ashtanga yoga ; il a aujourd'hui plus de deux mille heures de formation à son actif. C'est un spécialiste de la yogathérapie, de l'enseignement en anatomie et physiologie aux professeurs de yoga ; de plus, il donne des cours de hatha yoga et de vinyasa yoga – pratique dynamique du yoga – qui s'adressent à tous les niveaux, de débutant à avancé. Dans ses ateliers et séminaires, Holger Zapf partage toujours ses connaissances sur les asanas, le pranayama, la méditation et la philosophie du yoga avec ses élèves.

Dépôt légal : octobre 2019

Achevé d'imprimer en septembre 2019

Imprimé en Bulgarie